manual de
mindfulness e autocompaixão

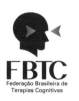
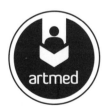

A Artmed é a editora
oficial da FBTC

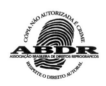 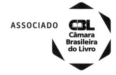

N376m Neff, Kristin.
    Manual de mindfulness e autocompaixão : um guia para construir forças internas e prosperar na arte de ser seu melhor amigo / Kristin Neff, Christopher Germer ; tradução: Sandra Maria Mallmann da Rosa ; revisão técnica: Simone Teresinha Aloise Campani. – Porto Alegre : Artmed, 2019.
    x, 190 p. : il. ; 25 cm.

    ISBN 978-85-8271-553-6

    1. Psicoterapia. I. Germer, Christopher. II. Título.

CDU 615.851

Catalogação na publicação Karin Lorien Menoncin – CRB 10/2147

Kristin Neff
Christopher Germer

manual de
mindfulness e autocompaixão

um guia para construir forças internas
e prosperar na arte de ser seu melhor amigo

Tradução:
Sandra Maria Mallmann da Rosa

Revisão técnica:
Simone Teresinha Aloise Campani
Certified Trained Teacher do Programa Mindful Self-Compassion pelo Center for Mindful-Self-Compassion da Universidade de San Diego. Instrutora de meditação. Fisioterapeuta. Mestra em Ciências Pneumológicas pela UFRGS. Membro colaborador do Departamento de Psiquiatria e Espiritualidade (DPE) da Associação de Psiquiatria do Rio Grande do Sul (APRS).

Reimpressão

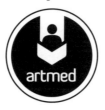

Porto Alegre
2019

Obra originalmente publicada sob o título
The mindful self-compassion workbook: a proven way to accept yourself,
build inner strength, and thrive
ISBN 978146253551

Copyright ©2018 Kristin Neff and Christopher Germer
Published by arrangement with The Guilford Press

Gerente editorial
Letícia Bispo de Lima

Colaboraram nesta edição:
Coordenadora editorial
Cláudia Bittencourt

Capa
Paola Manica

Preparação de original
Camila Wisnieski Heck

Editoração
Ledur Serviços Editoriais Ltda.

Reservados todos os direitos de publicação, em língua portuguesa, à
ARTMED EDITORA LTDA., uma empresa do GRUPO A EDUCAÇÃO S.A.
Av. Jerônimo de Ornelas, 670 – Santana
90040-340 – Porto Alegre – RS
Fone: (51) 3027-7000 Fax: (51) 3027-7070

Unidade São Paulo
Rua Doutor Cesário Mota Jr., 63 – Vila Buarque
01221-020 – São Paulo – SP
Fone: (11) 3221-9033

SAC 0800 703-3444 – www.grupoa.com.br

É proibida a duplicação ou reprodução deste volume, no todo ou em parte, sob quaisquer
formas ou por quaisquer meios (eletrônico, mecânico, gravação, fotocópia, distribuição na Web
e outros), sem permissão expressa da Editora.

IMPRESSO NO BRASIL
PRINTED IN BRAZIL

AUTORES

Kristin Neff, PhD, é Professora Associada de Desenvolvimento e Cultura Humana da University of Texas, em Austin, e pioneira na área da pesquisa da autocompaixão. Ela é autora do livro *Autocompaixão,* bem como do programa em áudio *Self-compassion: step by step.* Já publicou inúmeros artigos acadêmicos sobre autocompaixão. Ministra palestras e coordena *workshops* no mundo inteiro. Juntamente com Christopher Germer, criou o curso *on-line* "The Power of Self-Compassion". Seu *website* é *www.self-compassion.org*.

Christopher Germer, PhD, tem clínica privada em Arlington, Massachusetts, Estados Unidos, especializada em *mindfulness* e psicoterapia baseada na compaixão. É palestrante em tempo parcial na Harvard Medical School/ Cambridge Health Alliance e membro docente fundador do Institute for Meditation and Psychotherapy e do Center for Mindful Self-Compassion. Seus livros incluem *The mindful path to self-compassion* (para o público em geral) e *Wisdom and compassion in psychotherapy* e *Mindfulness e psicoterapia* (para profissionais). Dr. Germer ministra palestras e coordena *workshops* em âmbito internacional. Seu *website* é *www.chrisgermer.com*.

AGRADECIMENTOS

Embora os autores deste livro tenham iniciado o desenvolvimento do programa de Autocompaixão Consciente (MSC) em 2010, este é agora um novo projeto da comunidade mundial dos praticantes, professores e pesquisadores de MSC, e nos encontramos na posição invejável de reunir seu conhecimento e integrá-lo ao manual que você tem em mãos. Nossa expectativa é a de que o MSC se desenvolva continuamente à medida que aprendemos a sutil arte de trazer compaixão ao mundo, começando pela autogentileza. Para esse fim, agradecemos às inúmeras pessoas cujas manifestações estão contidas nas páginas deste livro.

Também tivemos a sorte de viver em uma época em que a prática da compaixão e a ciência já não são mais temas separados e em que a sabedoria do Oriente e do Ocidente está se fundindo. Essa convergência não tem precedentes na história humana. Somos, portanto, profundamente gratos por pessoas que tiveram a coragem e a visão de construir essas pontes, como Dalai Lama, Jon Kabat-Zinn, Sharon Salzberg, Jack Kornfield, Richie Davidson, Sara Lazar, Tania Singer, Pema Chödrön, Thupten Jinpa, Tara Brach, Daniel Siegel, Rick Hanson e Paul Gilbert, para citar apenas alguns. Seus esforços nos abriram caminho para trazer o treinamento de autocompaixão para a sociedade em geral.

Desde o princípio, tivemos ao nosso lado colegas que viram o valor da autocompaixão e se uniram aos nossos esforços de várias maneiras. Entre eles estão Michelle Becker, Steve Hickman, Christine Brähler, Susan Pollak, Pittman McGehee, Kristy Arbon, Lien-hard Valentin, Wibo Koole, Hilde Steinhauser, Judith Soulsby, Vanessa Hope, Hailan Guo, Seogwang Snim, Marta Alonso Maynar, Dawn MacDonald e Micheline St. Hilaire. Steve e Michelle, em particular, lançaram nossa iniciativa de treinamento de professores em MSC em 2014, por meio da University of California, San Diego, e nos ajudaram colaborativamente a desenvolver a pedagogia particular que você vai encontrar neste livro – o treinamento em autocompaixão que é seguro e efetivo para uma ampla gama de pessoas. Esperamos que os leitores que notarem mudanças em suas vidas com o uso deste manual considerem a possibilidade de participar de um programa real de MSC, tendo a chance de interagir com nossos talentosos professores treinados que são sua força vital. (Você poderá encontrar a indicação de um curso próximo ao local onde vive em www.centerformsc.org.)

Este livro não existiria se não fosse o grande apoio de Kitty Moore, nossa editora sênior na The Guilford Press, que vem tentando fazer do mundo um lugar melhor nas últimas décadas. Também somos gratos a Christine Benton, editora de desenvolvimento, que leu cada palavra deste livro de exercícios, revisando conteúdo e estilo para torná-lo o mais acessível possível.

Por fim, esperamos que nos próximos anos possamos retribuir a generosidade e a compreensão dos nossos mais próximos e queridos, em particular o filho de Kristin, Rowan, e a parceira de vida de Chris, Claire. Que seus bondosos corações possam ser encontrados pelo leitor nas páginas deste livro.

SUMÁRIO

	Introdução	1
1	O Que é Autocompaixão?	7
2	O Que Não é Autocompaixão	17
3	Os Benefícios da Autocompaixão	23
4	A Fisiologia da Autocrítica e da Autocompaixão	29
5	O *Yin* e o *Yang* da Autocompaixão	35
6	*Mindfulness*	41
7	Abandonando a Resistência	47
8	*Backdraft*	55
9	Desenvolvendo Bondade-Amorosa	61
10	Bondade-Amorosa por Nós Mesmos	65
11	Motivação Autocompassiva	73
12	Autocompaixão e Nossos Corpos	81
13	Estágios de Progresso	89
14	Vivendo Profundamente	95

15	Estar Disponível para os Outros Sem Nos Perdermos	105
16	Enfrentando Emoções Difíceis	111
17	Autocompaixão e Vergonha	117
18	Autocompaixão nos Relacionamentos	125
19	Autocompaixão para Cuidadores	133
20	Autocompaixão e Raiva nos Relacionamentos	139
21	Autocompaixão e Perdão	147
22	Acolhendo o Que é Bom	153
23	Autoapreciação	159
24	Avançando	165
	Palavra Final	169
	Recursos	171
	Notas	173
	Práticas e Exercícios	181
	Índice	183

INTRODUÇÃO

Nossa tarefa não é procurar amor,
mas meramente procurar e encontrar
dentro de você mesmo todas as
barreiras que construiu contra ele.

- RUMI

Todos nós já construímos barreiras contra o amor. Tivemos que fazer isso para nos proteger da dura realidade de viver uma vida humana. Mas existem outras formas de se sentir seguro e protegido. Quando estamos conscientes de nossas dificuldades e respondemos a nós mesmos com compaixão, gentileza e apoio nos momentos de dificuldade, as coisas começam a mudar. Podemos aprender a nos acolher em nossas vidas, apesar das imperfeições internas e externas, e a dar a nós mesmos a força necessária para que possamos prosperar. Uma grande quantidade de pesquisas sobre autocompaixão realizadas durante a última década demonstrou seus benefícios para o bem-estar. Indivíduos que são mais autocompassivos tendem a sentir maior felicidade, satisfação na vida e motivação, bem como a ter melhores relacionamentos e saúde física e menos ansiedade e depressão. Eles também têm a resiliência necessária para enfrentar eventos estressantes na vida, como divórcio, crises de saúde, fracasso acadêmico e até mesmo traumas de combate.

> Aprender a aceitar a si mesmo e suas imperfeições lhe dá a resiliência necessária para prosperar.

No entanto, quando temos dificuldades – quando sofremos, falhamos ou nos sentimos inadequados –, não é fácil ter consciência do que está acontecendo; preferimos gritar e bater o punho sobre a mesa. Não só não gostamos do que está acontecendo como também pensamos que há algo de errado conosco porque isso está acontecendo. Num piscar de olhos podemos ir de "Eu não *gosto* deste sentimento" para "Eu não *quero* este sentimento" para "Eu *não deveria* ter este sentimento" para "Alguma coisa está *errada* comigo por ter este sentimento" para "Eu sou *mau!*". É aí que entra a autocompaixão. Algumas vezes precisamos nos confortar e acalmar, pois é tão difícil ser um ser humano, antes que possamos nos relacionar com nossas vidas de uma forma mais consciente.

A autocompaixão emerge do âmago da *atenção plena (mindfulness)* quando encontramos sofrimento em nossas vidas. *Mindfulness* nos convida a *nos abrirmos* ao sofrimento com ampla consciência amorosa. A autocompaixão acrescenta: "*seja gentil consigo mesmo* em meio ao sofrimento". Juntos, *mindfulness* e autocompaixão formam um estado de presença calorosa e conectada durante momentos difíceis em nossas vidas.

> A autocompaixão brota do âmago da *mindfulness* durante momentos de sofrimento.

AUTOCOMPAIXÃO CONSCIENTE

Autocompaixão Consciente (MSC) foi o primeiro programa de treinamento especificamente concebido para estimular a autocompaixão de uma pessoa. Programas de treinamento baseados em *mindfulness*, tais como a terapia de redução do estresse baseada em *mindfulness* (MBSR) e a terapia cognitiva baseada em *mindfulness* (MBCT), também aumentam a autocompaixão, mas fazem isso de forma mais implícita, como um subproduto bem-vindo de *mindfulness*. O programa MSC foi criado como uma forma de ensinar explicitamente ao público em geral as habilidades necessárias para ser autocompassivo na vida diária. O MSC é um curso de oito semanas no qual professores treinados lideram um grupo de 8 a 25 participantes ao longo do programa por 2 horas e 45 minutos por semana, mais um retiro de meio dia para meditação. Pesquisas indicam que o programa produz aumentos duradouros na autocompaixão e *mindfulness*, reduz ansiedade e depressão, melhora o bem-estar geral e até mesmo estabiliza os níveis de glicose em pessoas com diabetes.

A ideia do MSC surgiu em 2008, quando os autores se conheceram em um retiro de meditação para cientistas. (Kristin é psicóloga do desenvolvimento e pesquisadora pioneira em autocompaixão. Chris é psicólogo clínico e está na vanguarda da integração de *mindfulness* à psicoterapia desde a metade da década de 1990.) Nós estávamos compartilhando um carro até o aeroporto depois do retiro e nos demos conta de que poderíamos combinar nossas habilidades para criar um programa a fim de ensinar autocompaixão.

Eu (Kristin) me deparei inicialmente com a ideia da autocompaixão em 1997, durante meu último ano na pós-graduação, quando, basicamente, minha vida estava uma confusão. Eu havia acabado de passar por um divórcio atribulado e estava sob incrível estresse na faculdade. Fui aprender a praticar meditação budista para lidar com o estresse. Para minha grande surpresa, a mulher que ministrava a aula de meditação falou sobre o quanto era importante desenvolver a autocompaixão.

Embora eu soubesse que os budistas falavam muito sobre a importância da compaixão pelos outros, nunca considerei que ter compaixão *em relação a mim mesma* poderia ser igualmente importante. Minha reação inicial foi: "O quê? Você quer dizer que eu *tenho permissão* para ser gentil comigo mesma? Isso não é algo egoísta?". Mas eu estava tão desesperada por um pouco de paz de espírito que experimentei. Logo percebi o quanto a autocompaixão poderia ser útil. Aprendi a ser uma amiga boa e apoiadora para mim mesma quando tive dificuldades. Quando comecei a ser mais gentil e menos crítica comigo mesma, minha vida se transformou.

Depois de receber o título de Ph.D., fiz dois anos de pós-doutorado com um proeminente pesquisador em autoestima e comecei a aprender alguns de seus aspectos negativos. Embora seja benéfico nos sentirmos bem com nós mesmos, a necessidade de ser "especial e acima da média" acabava levando a narcisismo, a comparações constantes com os outros, a raiva como defesa do ego, a preconceito, etc. A outra limitação da autoestima é que ela tende a ser contingente – está ali à nossa disposição em momentos de sucesso, mas com frequência nos abandona em momentos de fracasso, justamente quando mais precisamos dela! Percebi que a autocompaixão era a alternativa perfeita à autoestima, porque oferecia um senso de autovalorização que não exigia ser perfeito ou melhor do que os outros. Depois de me tornar professora assistente da University of Texas, em Austin, decidi conduzir pesquisas sobre autocompaixão. Nessa época, ninguém havia estudado autocompaixão segundo uma perspectiva acadêmica ainda, portanto procurei definir o que é autocompaixão e criei uma escala para medi-la, a qual deu início ao que agora é uma avalanche de pesquisas sobre o tema.

No entanto, a razão por que eu *realmente* sei que a autocompaixão funciona é porque já senti seus benefícios na minha vida pessoal. Meu filho, Rowan, foi diagnosticado com autismo em 2007, e essa foi a experiência mais desafiadora que já enfrentei. Não sei como a teria enfrentado se não fosse minha prática da autocompaixão. Lembro-me do dia em que recebi o diagnóstico; eu estava a caminho de um retiro de meditação. Eu disse ao meu marido que cancelaria o retiro para que pudéssemos processar o assunto, e ele disse: "Não, vá ao seu retiro e faça aquela coisa de autocompaixão, depois volte e me ajude". Então, enquanto estava no retiro, eu me inundei de compaixão. Eu me permiti sentir o que estava sentindo sem julgamento – até mesmo sentimentos que eu achava que "não deveria" estar tendo. Sentimentos de decepção, até de vergonha irracional. Como é que eu podia sentir isso em relação à pessoa que mais amo no mundo? Mas eu sabia que tinha que abrir meu coração e deixar tudo aquilo entrar. Deixei entrar a tristeza, a dor, o medo. E logo em seguida percebi que tinha a estabilidade para enfrentar – que o recurso da autocompaixão não só me ajudaria a enfrentar, mas me ajudaria a ser a melhor mãe e a mais incondicionalmente amorosa para Rowan que eu pudesse ser. E que diferença isso fez!

Devido aos intensos problemas sensoriais experimentados por crianças com autismo, elas são propensas a ter ataques de raiva violentos. A única coisa que você pode fazer como pai ou mãe é tentar manter seu filho seguro e esperar até que o temporal passe. Quando Rowan gritava e se agitava no supermercado sem nenhuma razão visível, e os estranhos me lançavam olhares desagradáveis porque achavam que eu não o estava educando adequadamente, eu praticava a autocompaixão. Eu me confortava por me sentir confusa, envergonhada, estressada e desamparada, dando a mim mesma o apoio emocional de que precisava desesperadamente naquele momento. A autocompaixão me ajudou a evitar a raiva e a autopiedade, permitindo-me permanecer paciente e amorosa com Rowan apesar dos sentimentos de estresse e desespero que inevitavelmente surgiam. Não estou dizendo que não houve vezes em que me perdia. Foram muitas vezes. Mas eu conseguia me recuperar dos meus passos em falso muito mais rapidamente com autocompaixão e retomava o foco para apoiar e amar Rowan.

Eu (Chris) também aprendi autocompaixão principalmente por razões pessoais. Eu praticava meditação desde o fim da década de 1970, me tornei psicólogo clínico no início da década de 1980 e me associei a um grupo de estudos sobre *mindfulness* e psicoterapia. Essa dupla paixão por *mindfulness* e terapia acabou conduzindo à publicação do livro *Mindfulness e psicoterapia*. Quando *mindfulness* se tornou mais popular, fui convidado a fazer mais palestra em público. O problema, no entanto, é que eu sofria de uma terrível ansiedade ao falar. Apesar de manter uma prática regular de meditação durante toda a minha vida adulta e tentar todos os truques clínicos do livro para manejar a ansiedade, antes de qualquer apresentação em público meu coração disparava, minhas mãos começavam a suar e eu achava impossível pensar com clareza. O ponto de ruptura ocorreu quando fui convidado para falar em uma conferência na Escola Médica de Harvard que eu havia ajudado a organizar. (Eu tinha que me expor a todas as oportunidades possíveis de falar.) Eu vinha me mantendo escondido com segurança nas sombras da escola de medicina como instrutor clínico, mas agora tinha que dar uma palestra e expor meu segredo vergonhoso a todos os meus estimados colegas.

Naquela época, um professor de meditação muito experiente me aconselhou a mudar o foco da minha meditação para bondade-amorosa e a simplesmente repetir frases como: "Que eu possa estar seguro", "Que eu possa ser feliz", "Que eu possa ser sadio", "Que eu possa viver com facilidade". Então eu experimentei. Apesar de todos os anos em que vinha meditando e refletindo sobre minha vida interior como psicólogo, eu nunca havia falado comigo mesmo de uma forma terna e confortante. Logo de cara comecei a me sentir melhor, e minha mente se tornou mais clara. Adotei bondade-amorosa como minha prática de meditação principal.

Sempre que a ansiedade surgia quando me lembrava da palestra que se aproximava, eu apenas dizia as frases de bondade-amorosa a mim mesmo, dia após dia, semana após semana. Eu não fazia isso particularmente para me acalmar, mas simplesmente porque não havia nada mais que eu *pudesse* fazer. Por fim, o dia da palestra acabou chegando.

Quando fui chamado ao palco para falar, o medo típico surgiu na sua forma habitual. Mas dessa vez houve algo novo – um suave cochicho ao fundo dizendo: "Que você esteja seguro. Que você seja feliz...". Naquele momento, pela primeira vez, alguma coisa surgiu e tomou o lugar do medo – a *autocompaixão*.

Ao refletir posteriormente, percebi que não fui capaz de aceitar conscientemente minha ansiedade porque a ansiedade de falar em público não é um transtorno de *ansiedade*, afinal de contas – é um transtorno de *vergonha* –, e a vergonha era muito difícil de suportar. Imagine não ser capaz de falar sobre o tema de *mindfulness* devido à ansiedade! Eu me sentia uma fraude, incompetente e um pouco idiota. O que descobri naquele dia fatídico foi que algumas vezes – especialmente quando estamos engolfados em emoções intensas como a vergonha – precisamos *nos controlar* antes que possamos controlar nossa experiência momento a momento. Eu havia começado a aprender autocompaixão e via seu poder em primeira mão.

Em 2009, publiquei *The mindful path to self-compassion* em um esforço de compartilhar o que havia aprendido, especialmente em termos de como a autocompaixão ajudou os pacientes que encontrei na prática clínica. No ano seguinte, Kristin publicou *Autocompaixão*, que contava sua história pessoal, examinava a teoria e a pesquisa sobre o tema e apresentava muitas técnicas para melhorar a autocompaixão. Juntos, realizamos, em 2010, o primeiro programa público de MSC. Desde então, juntamente com uma comunidade mundial de professores, pesquisadores e praticantes, temos dedicado uma imensa quantidade de tempo e energia para desenvolver o programa e torná-lo seguro, prazeroso e efetivo para quase todos. Seus benefícios têm sido corroborados por múltiplos estudos, e até o momento dezenas de milhares de pessoas já se submeteram ao programa de MSC no mundo inteiro.

COMO USAR ESTE LIVRO

A maior parte do programa de MSC está contida neste manual em um formato fácil de usar, ajudando-o a começar a ser mais autocompassivo imediatamente. Algumas pessoas que usam este livro estarão atualmente fazendo um curso de MSC, algumas podem querer atualizar o que aprenderam anteriormente, mas, para muitas outras, esta será sua primeira experiência com MSC. Este manual foi concebido para também ser um caminho independente para você aprender as habilidades de que precisa para ser mais autocompassivo na vida diária. A estrutura geral do curso de MSC tem os capítulos organizados de forma cuidadosamente sequenciada para que as habilidades se construam umas sobre as outras. Cada capítulo fornece informações básicas sobre um tópico seguidas por práticas e exercícios que permitem que você experimente os conceitos em primeira mão. A maioria dos capítulos também contém exemplos das experiências pessoais dos participantes do curso de MSC, para ajudá-lo a saber como as práticas podem acontecer na sua vida. Os exemplos são mistos e não comprometem a privacidade de um participante específico, e os nomes não são reais. Neste livro, também alternamos entre os pronomes masculino e feminino quando nos referimos a um indivíduo. Fizemos essa escolha para facilitar a leitura, e não por desrespeito aos leitores que se identificam com outros pronomes pessoais. Esperamos sinceramente que todos se sintam incluídos.

Recomendamos que você examine os capítulos em ordem, dando o tempo necessário para realizar as práticas algumas vezes entre eles. Um roteiro sugerido seria praticar cerca de 30 minutos por dia e percorrer aproximadamente um ou dois capítulos por semana. No entanto, siga seu próprio ritmo. Se achar que precisa ir mais devagar ou dedicar um tempo extra para um tópico particular, faça isso. Construa seu próprio programa. Se estiver interessado em fazer o curso de MSC pessoalmente com um professor treinado, poderá encontrar um programa perto de você em www.centerformsc.org. O treinamento *on-line* também está disponível. Para profissionais que desejam saber mais sobre a teoria, a pesquisa e a prática de MSC, inclusive como ensinar a autocompaixão aos clientes, recomendamos a leitura do manual de treinamento em MSC, a ser publicado pela The Guilford Press.

As ideias e práticas apresentadas neste manual estão amplamente baseadas em pesquisas científicas (as notas no final do livro apontam para a relevância das pesquisas). Entretanto, elas também estão baseadas na nossa experiência de ensinar milhares de pessoas a como ser mais autocompassivas. O programa de MSC é por si só uma entidade orgânica, que continua a evoluir à medida que nós e nossos participantes aprendemos e crescemos juntos.

Além disso, embora o MSC não seja uma terapia, é muito terapêutico – ele ajuda a ter acesso ao recurso da autocompaixão para fazer frente e transformar as dificuldades que inevitavelmente emergem enquanto vivemos nossas vidas. No entanto, a prática da autocompaixão pode algumas vezes ativar antigas feridas; portanto, se você tem uma história de trauma ou atualmente está tendo problemas de saúde mental, recomendamos que complete este manual com a supervisão de um terapeuta.

Dicas para a Prática

Enquanto você lê este manual, é importante ter em mente alguns pontos para extrair o máximo dele.

- O MSC é uma aventura que o levará a um território inexplorado, e experiências inesperadas irão surgir. Veja se você consegue abordar este livro como um experimento de *autodescoberta* e *autotransformação*. Você estará trabalhando no laboratório da sua própria experiência – observe o que acontece.
- Enquanto estiver aprendendo inúmeras técnicas e princípios de *mindfulness* e autocompaixão, sinta-se à vontade para adequá-los e adaptá-los de forma que funcionem para você. O objetivo é que você *se transforme no seu melhor professor*.
- Saiba que surgirão situações difíceis enquanto você aprende a se voltar para suas dificuldades de uma nova maneira. Você provavelmente entrará em contato

com emoções difíceis ou autojulgamentos penosos. Felizmente, este livro é sobre construir recursos emocionais, habilidades, forças e capacidades para lidar com essas dificuldades.

- Embora o trabalho com autocompaixão possa ser desafiador, o objetivo é encontrar uma forma de praticar que seja agradável e fácil. Idealmente, cada momento de autocompaixão deve envolver *menos estresse, menos esforço* e *menos trabalho*, não mais.
- É bom ser um "aprendiz lento". Algumas pessoas frustram o propósito do treinamento em autocompaixão ao se esforçarem demais para serem autocompassivas. Permita-se avançar no seu próprio ritmo.
- Este livro é um campo de treinamento para a autocompaixão. A forma como você o aborda deve ser autocompassiva. Em outras palavras, os meios e os fins são os mesmos.
- É importante que você se permita passar por um processo de *abertura* e *fechamento* enquanto trabalha neste livro. Assim como nossos pulmões se expandem e se contraem, nossos corações e mentes também abrem e fecham naturalmente. É autocompassivo nos permitirmos nos fechar quando necessário e nos abrir novamente quando isso acontecer de forma natural. Sinais de abertura podem ser risos, lágrimas ou pensamentos e sensações mais vívidas. Sinais de fechamento podem ser distração, sonolência, aborrecimento, entorpecimento ou autocrítica.
- Veja se você consegue encontrar o equilíbrio certo entre abertura e fechamento. Assim como uma torneira de chuveiro controla o fluxo da água entre a posição desligada ou em força total, você também pode regular o grau de abertura da sua experiência. Suas necessidades irão variar: algumas vezes você pode não estar no momento certo para realizar uma prá-

> A questão fundamental da autocompaixão é: *"Do que eu preciso?"*. Esse tema será tratado ao longo do livro.

tica particular, e outras vezes isso será exatamente o que você precisa. *Por favor, assuma a responsabilidade pela sua própria segurança emocional e não se force a fazer alguma coisa se não lhe parecer certo no momento.* Você sempre poderá retomar mais tarde ou realizar a prática com a ajuda e a orientação de um amigo em quem confia ou um terapeuta.

A Concepção Deste Livro

Você vai descobrir que este livro contém diferentes elementos, cada um com um propósito distinto. Os capítulos em geral começam com informações gerais e conceitos que precisam simplesmente ser lidos e compreendidos.

Ele traz muitos *exercícios* de escrever que são planejados, especialmente, para serem feitos de uma única vez, embora possa ser útil refazê-los em data posterior para observar mudanças. As *práticas informais* são intencionalmente elaboradas para ser realizadas regularmente na vida diária – como na fila do caixa do supermercado – sempre que necessário. Algumas práticas, como a escrita de um diário, precisam que lhes seja reservado algum tempo especial. *Meditações* são práticas mais formais que você deve fazer regularmente para obter o máximo benefício, em um local onde esteja livre de distrações externas.

Após a maioria das práticas apresentadas, há uma seção de reflexão que lhe ajudará a assimilar e processar sua experiência. Poderá haver algumas questões a considerar, além de uma breve discussão sobre o que pode ter lhe ocorrido. Isso inclui reações potencialmente difíceis, com alguns conselhos sobre como trabalhar com suas reações de maneira útil. Algumas pessoas podem simplesmente querer considerar suas reflexões em silêncio, mas outras podem querer ter um caderno de notas separado para registrá-las. Esse caderno de notas também pode ser útil se você perceber que precisa de mais espaço do que o livro permite para anotar suas respostas às perguntas dos exercícios (ou se não quiser se preocupar que outros leiam o que você escreveu neste livro e preferir usar um caderno privado para todos os exercícios). A coisa mais importante a ser lembrada é realizar as práticas que você achar mais agradáveis ou pessoalmente benéficas, pois são as que provavelmente irão se manter com você com o passar do tempo.

Enquanto utilizar este livro, seu objetivo deve ser fazer algumas combinações de meditação e prática informal por cerca de 30 minutos todos os dias. Pesquisas sobre MSC mostram que a quantidade de autocompaixão que as pessoas obtêm no programa está associada à quantidade de tempo que praticam, mas que prática informal *versus* formal não faz diferença.

 Os *Exercícios* geralmente são feitos uma vez, embora possam ser repetidos.

 As *Práticas informais* são feitas com frequência, em geral no dia a dia.

 As *Meditações* são práticas formais que são feitas com regularidade, às vezes reservadas especificamente para o propósito de meditação.

O QUE É AUTOCOMPAIXÃO?

Autocompaixão envolve tratar a si mesmo da forma como você trataria um amigo que está tendo dificuldades – mesmo que seu amigo tenha cometido um erro ou esteja se sentindo inadequado ou esteja apenas enfrentando um desafio difícil na vida. A cultura ocidental coloca grande ênfase em sermos gentis com nossos amigos, familiares e vizinhos que estão passando por dificuldades, mas não quando se trata de nós mesmos. A autocompaixão é uma prática na qual aprendemos a ser um bom amigo para nós mesmos quando mais precisamos – nos tornamos um aliado interno em vez de um inimigo interno. Porém, habitualmente não nos tratamos tão bem quanto tratamos nossos amigos.

> Por meio da autocompaixão nos tornamos um aliado interno em vez de um inimigo interno.

A regra de ouro diz: "Faça para os outros aquilo que gostaria que eles fizessem para você". No entanto, você não vai querer fazer para os outros aquilo que faz para si mesmo! Imagine que sua melhor amiga lhe telefona depois de levar um fora do parceiro, e é assim que se dá a conversa:

"Oi", você diz, atendendo ao telefone. "Como vai?"

"Terrível", ela diz, aos prantos. "Sabe aquele cara, Michael, com quem eu estava saindo? Bem, ele é o primeiro homem por quem eu me interessei desde o meu divórcio. Ontem à noite ele me disse que eu estava pressionando muito e que ele só quer amizade. Estou devastada."

Você suspira e diz: "Bom, para ser bem honesta, isso provavelmente aconteceu porque você é velha, feia e chata, sem falar que é carente e dependente. E está pelo menos 10 quilos acima do peso. Eu simplesmente desistiria agora porque de fato não há esperança de que você encontre alguém que vá amá-la. Francamente, você não merece!".

Você falaria assim com alguém de quem gosta? É claro que não. Mas, estranhamente, esse é exatamente o tipo de coisa que dizemos a nós mesmos em tais situações – ou ainda pior. Com autocompaixão, aprendemos a falar com nós mesmos como um bom amigo. "Sinto muito. Você está bem? Deve estar muito chateada. Lembre-se de que eu estou sempre aqui e que gosto muito de você. Há alguma coisa que eu possa fazer para ajudar?"

Embora uma maneira simples de pensar sobre autocompaixão seja tratar a si mesmo como você trataria um bom amigo, a definição mais completa envolve três elementos essenciais que mobilizamos quando estamos sofrendo: autobondade, humanidade compartilhada e *mindfulness*.

Autobondade. Quando cometemos um erro ou falhamos de alguma forma, é mais provável nos recriminarmos do que colocarmos um braço acolhedor em torno de nosso próprio ombro. Pense em todas as pessoas generosas e carinhosas que você conhece que se criticam constantemente (até mesmo você). A autobondade combate essa tendência, permitindo que sejamos tão amorosos com nós mesmos como somos com os outros.

Os Três Elementos da Autocompaixão

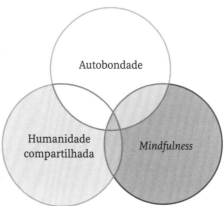

Em vez de sermos duramente críticos quando notamos falhas pessoais, somos apoiadores e encorajadores e visamos nos proteger dos males. Em vez de nos atacarmos e nos repreendermos por sermos inadequados, oferecemos a nós mesmos cordialidade e aceitação incondicional. Igualmente, quando circunstâncias externas na vida são desafiadoras e parecem muito difíceis de suportar, nós ativamente nos acalmamos e nos confortamos.

Theresa estava entusiasmada: "Eu consegui! Não acredito que consegui! Eu estava em uma festa do escritório na semana passada e deixei escapar alguma coisa inapropriada com um colega. Em vez de fazer aquela coisa usual de me criticar terrivelmente, tentei ser gentil e compreensiva. Disse a mim mesma: 'Oh, bem, isso não é o fim do mundo. A minha intenção era boa, mesmo que eu não tenha dito da melhor forma'".

Humanidade Compartilhada. Um senso de interconectividade é essencial para a autocompaixão. É reconhecer que todos os humanos são uma obra em andamento com falhas, que todos falham, cometem erros e experimentam dificuldades na vida. A autocompaixão destaca o fato inevitável de que a vida envolve sofrimento para todos, sem exceção. Embora isso possa parecer óbvio, é muito fácil de esquecer. Caímos na armadilha de acreditar que as coisas "devem" ocorrer bem e que alguma coisa deu errado quando elas não ocorrem bem. É claro, é altamente provável – de fato inevitável – que cometamos erros e tenhamos dificuldades com certa regularidade. Isso é completamente normal e natural.

Mas não tendemos a ser racionais em relação a esses assuntos. Em vez disso, não só sofremos como também nos sentimos isolados, sozinhos em nosso sofrimento. Entretanto, quando nos lembramos de que a dor faz parte da experiência humana compartilhada, cada momento de sofrimento é transformado em um momento de conexão com os outros. A dor que eu sinto em momentos difíceis é a mesma dor que você sente em momentos difíceis. As circunstâncias são diferentes, o grau da dor é diferente, porém a experiência básica do sofrimento humano é a mesma.

Theresa continuou: "Lembrei que todos cometem lapsos algumas vezes. Não posso esperar dizer a coisa certa em todos os momentos. É natural que essas coisas aconteçam".

Mindfulness. *Mindfulness* envolve estar consciente das experiências momento a momento de uma maneira clara e equilibrada. Significa estar aberto à realidade do momento presente, permitindo que todos os pensamentos, emoções e sensações entrem na consciência sem resistência ou esquiva (analisaremos mais profundamente *mindfulness* no Capítulo 6).

Por que *mindfulness* é um componente essencial da autocompaixão? Porque precisamos ser capazes de nos voltarmos ao nosso sofrimento e reconhecê-lo, de "estar" com nossa dor por tempo suficiente para responder com amor e gentileza. Embora possa parecer que o sofrimento é nitidamente óbvio, muitas pessoas não reconhecem o quanto estão sofrendo, especialmente quando essa dor se origina da sua própria autocrítica. Ou, quando confrontadas com desafios na vida, as pessoas frequentemente ficam tão apegadas ao modo de solução de problemas que não fazem uma pausa para refletir sobre o quanto aquele momento é difícil. *Mindfulness* combate a tendência a evitar os pensamentos e emoções dolorosos, permitindo que nos defrontemos com a verdade da nossa experiência, mesmo que ela seja desagradável. Ao mesmo tempo, impede-nos de sermos absorvidos pelos pensamentos ou sentimentos negativos e "excessivamente identificados" com eles, de sermos aprisionados e destruídos por nossas reações aversivas. A ruminação estreita nosso foco e exagera nossa experiência. Eu não só falhei, "*eu sou um fracasso*". Eu não só me decepcionei, "*minha vida é decepcionante*". No entanto, quando observamos constantemente nossa dor, somos capazes de reconhecer nosso sofrimento sem exagerá-lo, o que nos permite assumir uma perspectiva mais inteligente e mais objetiva sobre nós mesmos e nossas vidas.

Para sermos autocompassivos, *mindfulness* é, na verdade, o primeiro passo que precisamos dar – precisamos de presença de espírito para responder de uma nova maneira. Então, imediatamente depois do passo em falso na festa do escritório, por exemplo, em vez de afogar seu sofrimento em uma caixa de chocolates, Theresa reuniu a coragem necessária para enfrentar o que aconteceu.

Theresa acrescentou: "Simplesmente reconheci o quanto me senti mal no momento. Eu gostaria que não tivesse acontecido, mas aconteceu. O que foi incrível é que eu pude, na verdade, suportar os sentimentos de constrangimento, o rubor na face, o calor subindo até a cabeça, sem ficar perdida em autocrítica. Eu sabia que os sentimentos não iam me matar e que acabariam passando. E eles passaram. Conversei comigo mesma, me armando de coragem, encontrei com o meu colega no dia seguinte para me desculpar e me expliquei, e tudo ficou bem".

Outra forma de descrever os três elementos essenciais da autocompaixão é *presença (mindfulness) amorosa (autogentileza), conectada (humanidade compartilhada)*. Quando estamos no estado mental de presença amorosa conectada, nossa relação com nós mesmos, com os outros e com o mundo é transformada.

> Cultivar um estado de presença amorosa e conectada pode mudar nossa relação conosco e com o mundo à nossa volta.

EXERCÍCIO

Como Eu Trato um Amigo?

- Feche os olhos e reflita por um momento sobre a questão a seguir:
  - Pense nas várias vezes em que você teve um amigo próximo que estava com algum tipo de dificuldade – teve um infortúnio, fracassou ou se sentiu inadequado – e você estava se sentindo muito bem consigo mesmo. Como você tipicamente responde aos seus amigos em tais situações? O que diz? Que tom usa? Como é a sua postura? E a comunicação não verbal?

- Escreva o que você descobriu.

- Agora feche os olhos novamente e reflita sobre a questão a seguir:
  - Pense nas várias vezes em que *você* estava tendo algum tipo de dificuldade – teve um infortúnio, fracassou ou se sentiu inadequado. Como você tipicamente responde a si mesmo nessas situações? O que diz? Que tom usa? Como é a sua postura? E a comunicação não verbal?
- Escreva o que você descobriu.

- Por fim, reflita sobre as diferenças entre como você trata seus amigos próximos quando eles estão tendo dificuldades e como trata a si mesmo. Você percebe algum padrão?

_____

_____

_____

_____

_____

_____

_____

REFLEXÃO

O que lhe ocorreu enquanto estava realizando essa prática?

Quando fazem esse exercício, muitas pessoas ficam chocadas ao constatar como tratam mal a si mesmas comparadas aos seus amigos. Se você é uma dessas pessoas, não está sozinho. Dados preliminares sugerem que a vasta maioria das pessoas é mais compassiva com os outros do que consigo mesmas. Nossa cultura não nos encoraja a sermos gentis com nós mesmos, portanto precisamos praticar intencionalmente a mudança da nossa relação com nós mesmos para combatermos os hábitos de toda uma vida.

EXERCÍCIO ───────────────────────────────

Relacionando-nos com Nós Mesmos com Autocompaixão

Pense em uma dificuldade que você está enfrentando atualmente na sua vida – uma que não seja tão grave. Por exemplo, talvez tenha brigado com seu parceiro e dito alguma coisa de que se arrependeu. Ou talvez você tenha falhado em uma tarefa no trabalho e esteja com medo de que seu chefe o chame para uma reunião e o repreenda.

• Escreva sobre a situação.

_____

_____

_____

_____

_____

_____

_____

_____

_____

_____

- Primeiro veja, por todos os lados, de que modo você pode estar perdido no enredo da situação e qual é a saída. Isso é tudo em que consegue pensar ou está tornando um problema maior do que o necessário? Por exemplo, você está aterrorizado com a ideia de ser demitido, mesmo que seu erro tenha sido insignificante?

- Agora, veja se você consegue reconhecer conscientemente a dor envolvida nessa situação sem exagerá-la ou sem ser excessivamente dramático. Escreva os sentimentos penosos ou difíceis que possa estar tendo, tentando fazer isso com um tom relativamente objetivo e equilibrado. Valide a dificuldade da situação enquanto tenta não ser arrebatado pelo enredo do que está sentindo. Por exemplo: "Estou com muito medo de ter problemas com meu chefe depois desse incidente. É difícil para mim sentir isso neste momento".

Manual de *mindfulness* e autocompaixão **13**

- Em seguida, escreva de que formas você pode estar se sentindo isolado pela situação, achando que isso não deveria ter acontecido ou que você é a única pessoa que já passou por algo assim. Por exemplo, está pressupondo que o seu trabalho deveria ser perfeito e que é anormal cometer erros? Que ninguém mais em seu trabalho comete esses tipos de erros?

- Agora, tente se lembrar da humanidade compartilhada da situação – o quanto é normal ter sentimentos como esse e o fato de que muitas pessoas provavelmente estão tendo sentimentos semelhantes aos seus. Por exemplo: "Acho que é natural sentir medo por ter cometido um erro no trabalho. Todos cometem erros às vezes, e tenho certeza de que outras pessoas já estiveram em uma situação parecida com a que eu estou enfrentando no momento".

- A seguir, escreva de que formas você pode estar se julgando pelo que aconteceu. Por exemplo, está chamando sua atenção ("estúpido, idiota") ou está sendo duro demais consigo mesmo ("você está sempre fazendo confusão. Será que nunca vai aprender?")?

- Por fim, tente escrever algumas palavras de gentileza em resposta às emoções difíceis que você está sentindo. Escreva usando o mesmo tipo de palavras gentis e apoiadoras que poderia empregar com um bom amigo com quem se importasse. Por exemplo: "Lamento que esteja se sentindo apavorado agora. Tenho certeza de que tudo vai ficar bem, e estarei por perto para apoiá-lo, não importa o que aconteça". Ou então: "Tudo bem cometer erros, e tudo bem sentir-se amedrontado com consequências. Eu sei que você fez o melhor que podia".

REFLEXÃO

Como foi essa prática para você? Reserve um momento e tente aceitar plenamente como está se sentindo neste momento, permitindo-se ser simplesmente como é.

Algumas pessoas se sentem aliviadas e confortadas por palavras de *mindfulness*, humanidade compartilhada e autobondade quando estão fazendo esse exercício. Ele lhe serviu de apoio? Você consegue desfrutar do sentimento amoroso por si mesmo dessa maneira?

No entanto, para muitas outras pessoas, esse exercício parece constrangedor ou desconfortável. Se isso descreve sua experiência, você poderia se permitir aprender no seu próprio ritmo, sabendo que leva tempo desenvolver novos hábitos?

O QUE NÃO É AUTOCOMPAIXÃO

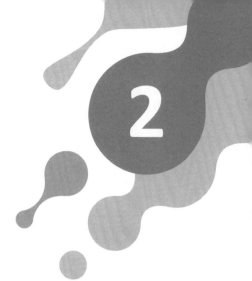

Frequentemente as pessoas têm apreensões sobre se é uma boa ideia ser autocompassivo ou se corremos o risco de sermos *excessivamente* autocompassivos. Com certeza a cultura ocidental não promove a autocompaixão como uma virtude, e muitas pessoas têm profundas desconfianças quanto a serem amorosas consigo mesmas. Essas apreensões com frequência bloqueiam nossa capacidade de sermos autocompassivos, portanto é bom examinarmos isso um pouco mais de perto.

 EXERCÍCIO

Minhas Apreensões sobre Autocompaixão

- Escreva as apreensões que você tem acerca da autocompaixão – medos ou preocupações com as possíveis desvantagens de ser autocompassivo.

_____
_____
_____
_____
_____

- Algumas vezes nossas atitudes são moldadas pelo que outras pessoas da nossa convivência pensam sobre autocompaixão. Escreva as apreensões que você imagina que as outras pessoas ou a sociedade em geral têm sobre autocompaixão.

_____
_____
_____
_____
_____

REFLEXÃO

Se você identificou algumas apreensões que tem, isso é uma coisa boa. Essas apreensões são, na verdade, barreiras à sua habilidade de ser autocompassivo, e a consciência é o primeiro passo para começar a derrubar essas barreiras.

> As apreensões sobre autocompaixão são provavelmente falsas concepções.

Felizmente, um corpo de pesquisa crescente mostra que as apreensões mais comuns sobre a autocompaixão são, na verdade, falsas concepções. Em outras palavras, nossas falsas concepções são infundadas. A seguir, apresentamos alguns dos medos que as pessoas expressam repetidamente em nossos cursos, seguidos por uma breve descrição das evidências em contrário.

"Autocompaixão não significa apenas oferecer uma festa de autopiedade para o pobre de mim?"

Muitas pessoas temem que a autocompaixão seja apenas uma forma de autopiedade. Na verdade, a autocompaixão é um *antídoto* para a autopiedade. Enquanto a autopiedade diz "pobre de mim", a autocompaixão reconhece que a vida é dura para todos. Pesquisas mostram que as pessoas autocompassivas têm mais probabilidade de avaliar as perspectivas, em vez de focar no próprio sofrimento. Elas também têm *menos* probabilidade de ruminar sobre o quanto as coisas estão ruins, que é uma das razões por que as pessoas autocompassivas têm melhor saúde mental. Quando somos autocompassivos, lembramo-nos de que todos sofrem de vez em quando (humanidade compartilhada) e não exageramos a extensão das nossas dificuldades (*mindfulness*). Autocompaixão não é uma atitude do tipo "ai de mim".

"Autocompaixão é para os fracos. Tenho que ser resistente e forte para encarar minha vida."

Outro grande medo é que a autocompaixão nos torne fracos e vulneráveis. Na verdade, a autocompaixão é uma fonte confiável de força interna que confere coragem e estimula resiliência quando nos defrontamos com dificuldades. Pesquisas mostram que pessoas autocompassivas são mais capazes de lidar com situações difíceis como divórcio, trauma ou dor crônica.

"Preciso pensar mais nas outras pessoas, não em mim. Ser autocompassivo é um caminho para ser egoísta e autocentrado."

Alguns têm a preocupação de que, se forem autocompassivos em vez de apenas se concentrarem em ser compassivos com os outros, se tornarão autocentrados ou egoístas. No entanto, dar compaixão a nós mesmos na verdade nos capacita a dar mais aos outros nos relacionamentos. Pesquisas mostram que pessoas mais autocompassivas tendem a ser mais amorosas e apoiadoras nos relacionamentos românticos, têm maior disponibilidade para chegar a um consenso nos conflitos de relacionamento, são menos intransigentes e são mais compassivas e misericordiosas em relação aos outros.

"A autocompaixão vai me deixar preguiçoso. Provavelmente eu vou faltar ao trabalho sempre que quiser e ficar na cama comendo biscoitos de chocolate o dia inteiro!"

Embora muitas pessoas temam que ser autocompassivo signifique ser autoindulgente, na verdade é exatamente o contrário. A compaixão nos direciona para a saúde e o bem-estar a longo prazo, e não para o prazer imediato (assim como a mãe compassiva não deixa que seu filho coma todo o sorvete que ele quiser, mas diz: "coma seus vegetais"). Pesquisas mostram que pessoas autocompassivas se engajam mais em comportamentos mais saudáveis, como fazer exercícios, comer bem, beber menos, ir ao médico mais regularmente.

"Se eu for compassivo comigo mesmo, vou acabar perdendo a noção. Preciso ser duro comigo quando cometer erros para me assegurar de que não vou ferir outras pessoas."

Outro temor é que a autocompaixão seja, na realidade, uma forma de justificar-se pelo mau comportamento. Na verdade, a autocompaixão proporciona a segurança necessária para assumir os erros em vez de precisar culpar outra pessoa por eles. Pesquisas mostram que pessoas autocompassivas assumem maior responsabilidade por seus atos e são mais propensas a se desculpar se ofenderam alguém.

"Nunca vou chegar onde quero na vida se abrandar a minha autocrítica severa mesmo que por um momento. Isso é o que me direciona para o sucesso. Autocompaixão é ótimo para algumas pessoas, mas eu tenho altos padrões e objetivos que quero atingir na minha vida."

A apreensão mais comum que as pessoas têm é a de que a autocompaixão possa minar sua motivação para o sucesso. A maioria das pessoas acredita que a autocrítica é um motivador efetivo, mas não é. A autocrítica tende a minar a autoconfiança e leva ao medo e ao fracasso. Se formos autocompassivos, ainda estaremos motivados a atingir nossos objetivos – não porque somos inadequados do jeito que somos, mas porque nos importamos com nós mesmos e queremos atingir nosso pleno potencial (veja o Capítulo 11). Pesquisas mostram que pessoas autocompassivas têm altos padrões pessoais; elas simplesmente não se recriminam quando falham. Isso significa que têm menos medo do fracasso e maior probabilidade de tentar novamente e persistir em seus esforços depois de falhar.

ESPELHO, ESPELHO MEU

Frequentemente quando falamos às pessoas sobre autocompaixão, recebemos este tipo de comentário:

"É como Stuart Smalley em *Saturday Night Live*, que adorava se olhar no espelho e dizer

'eu sou suficientemente bom, eu sou suficientemente inteligente, e vejam só, as pessoas gostam de mim!' Não é?"

Para realmente entender o que é a autocompaixão, é importante distingui-la de uma prima próxima – a autoestima. Na cultura ocidental, autoestima requer destacar-se na multidão – ser especial e acima da média. O problema, é claro, é que é impossível *todos* estarem acima da média ao mesmo tempo. Embora possa haver algumas áreas em que nós nos destacamos, sempre há alguém mais atraente, mais bem-sucedido e mais inteligente do que nós, o que significa que nos sentimos um fracasso sempre que nos comparamos com aqueles "melhores" do que nós.

No entanto, o desejo de nos vermos como melhores do que a média e *manter* esse sentimento ilusório de autoestima pode levar a algum comportamento absolutamente perverso. Por que os adolescentes começam cedo a fazer *bullying* com os outros? Se eu puder ser visto como o garoto legal e durão em contraste com o *nerd* fraco que eu acabei de sacanear, eu aumento a minha autoestima. Por que somos tão preconceituosos? Se eu achar que o meu grupo étnico, de gênero, nacional ou político é melhor do que o seu, eu aumento a minha autoestima.

> Autocompaixão não deve ser confundida com autoestima.

Mas autocompaixão é diferente de autoestima. Embora ambas estejam fortemente associadas ao bem-estar psicológico, elas divergem em aspectos significativos:

- Autoestima é uma avaliação positiva do próprio valor. Autocompaixão não é absolutamente um julgamento ou uma avaliação. Em vez disso, a autocompaixão é uma maneira de se *relacionar* com a paisagem em constante mudança de quem nós somos com gentileza e aceitação – especialmente quando falhamos ou nos sentimos inadequados.
- Autoestima requer sentir-se melhor do que os outros. Autocompaixão requer reconhecer que todos nós somos imperfeitos.

- A autoestima tende a ser uma amiga nas horas boas, está conosco quando temos sucesso, mas nos abandona justamente quando mais precisamos dela – quando falhamos ou fazemos papel de bobo para nós mesmos. A autocompaixão está sempre presente para nós, uma fonte confiável de apoio mesmo quando nosso estoque mundano ruiu. Ainda dói quando nosso orgulho é ferido, mas podemos ser gentis com nós mesmos *porque* dói. "Uau, isso foi muito humilhante. Lamento muito. Mas tudo bem; essas coisas acontecem."
- Comparada com a autoestima, a autocompaixão é menos contingente em condições como atratividade física ou desempenho de sucesso e proporciona um sentimento mais estável de autovalorização com o tempo. Também está associada a menos comparação social e narcisismo do que a autoestima.

EXERCÍCIO

Como a Autoestima Está Funcionando para Você?

- Como você se sente quando recebe um *feedback* de que o seu desempenho está na média em uma área da vida que é importante para você (p. ex., trabalho, parentalidade, amizade, romance)?

___

- Como você se sente quando alguém é *melhor* em fazer alguma coisa que realmente é importante para você (p. ex., fazer mais vendas, produzir biscoitos mais gostosos para a festa na escola, ser um jogador de basquete melhor, ter melhor aparência com roupas de praia)?

___

_____

_____

_____

_____

- Qual é o impacto que você sente quando *falha* em alguma coisa que é importante para você (p. ex., suas avaliações de ensino são deficientes, seu filho diz que você é um pai horrível, você não é convidado para um segundo encontro)?

_____

_____

_____

_____

_____

_____

_____

_____

_____

REFLEXÃO

Se você é como a maioria das pessoas, vai descobrir que não é nada bom estar na média, que não gosta quando as pessoas têm melhor desempenho do que você e que – falando francamente – o fracasso é uma droga. Isso é humano. Mas é importante levar em consideração que tais sentimentos são importantes limitações da autoestima: a autoestima faz com que constantemente nos comparemos com os outros e significa que nossa autovalorização oscila para cima e para baixo como uma bola de pingue-pongue, dependendo do nosso sucesso ou fracasso mais recente. Quando percebemos que a nossa necessidade de autoestima está nos causando problemas, é hora de colocar em prática uma maneira de nos relacionarmos com nós mesmos – com autocompaixão!

OS BENEFÍCIOS DA AUTOCOMPAIXÃO

Na primeira noite do nosso curso, Marion estava muito cética. "Como a autocompaixão vai me ajudar? Eu tenho o costume de ser muito dura comigo mesma – isso é terrível, eu sei. Isso é o que me trouxe até onde estou hoje. Por que eu deveria mudar? Eu posso mudar? Como posso ter certeza de que essa é uma coisa segura a ser feita?"

Felizmente, Marion não tinha que confiar apenas na nossa palavra. Mais de mil estudos de pesquisa demonstraram os benefícios da autocompaixão na saúde mental e física.

As pessoas que são mais autocompassivas experimentam maior bem-estar:

MENOS	MAIS
Depressão	Felicidade
Ansiedade	Satisfação na vida
Estresse	Autoconfiança
Vergonha	Saúde física

Embora as pessoas variem naturalmente em termos do quanto são autocompassivas, também ocorre que a autocompaixão pode ser aprendida. Pesquisas mostraram que pessoas que fizeram o curso de MSC (o programa no qual este livro se baseia) aumentaram seus níveis de autocompaixão em uma média de 43%. A participação no curso também as ajudou a se tornarem mais conscientes e compassivas com os outros, a sentirem mais conectividade social, satisfação na vida e felicidade e perceberem menos deprimidas, ansiosas e estressadas. Os participantes também tinham menos probabilidade de evitar suas emoções difíceis depois de fazerem o curso de MSC.

A maioria desses benefícios estava diretamente associada a aprender a ser mais autocompassivo. Além disso, o aumento na autocompaixão e outros benefícios do MSC ainda se mantinham um ano depois. Os ganhos na autocompaixão estavam associados ao quanto os participantes praticaram autocompaixão (quantos dias por semana meditando ou quantas vezes por dia realizando práticas informais). Essa pesquisa sugere que praticando os vários exercícios deste livro você pode transformar drasticamente a forma como se relaciona consigo mesmo e fazer isso transformar radicalmente sua vida.

> As práticas do MSC podem transformar a forma como você se relaciona consigo mesmo e transformar sua vida.

Marion tinha uma vida invejável se observada de fora – dois filhos ótimos, um casamento feliz, um trabalho gratificante –, mas quase todas as noites ela ia para a cama nervosa: preocupada porque poderia ter ofendido alguém ou se recriminando por não ter se saído suficientemente bem como mãe e se sentindo decepcionada porque não estava correspondendo às suas altas expectativas. Nenhuma tentativa de reconfortá-la fazia diferença. Marion era o tipo de pessoa em quem todos podiam confiar, que sempre diria a coisa certa na hora certa e que seria gentil e acolhedora com quase todas as pessoas; porém, de alguma forma, isso não se traduzia em como Marion tratava a si mesma. Ela sabia que a mudança tinha que vir do seu interior. Mas como?

Aparentemente, a autocompaixão parecia poder fornecer uma resposta, então ela se inscreveu em um curso de MSC. Antes de iniciar o programa, Marion preencheu a Escala de Autocompaixão (veja na próxima página) e percebeu que ela mesma era provavelmente sua pior inimiga. Na primeira aula de MSC, Marion descobriu que não estava sozinha; de fato, nos criticarmos, nos isolarmos e ficarmos presos à ruminação quando as coisas dão errado é muito instintivo para todos nós.

O próximo passo de Marion em direção à autocompaixão – reconhecer a dor da autocrítica – se deu facilmente para ela. Sua necessidade de aprovação estava começando a afastar seus amigos e família, e Marion já estava bem consciente do seu desejo desesperado de ser perfeita. Esse anseio tem raízes profundas na infância de Marion. Ela foi criada por um pai financeiramente bem-sucedido, porém emocionalmente distante, e uma mãe ex-rainha da beleza que se ressentia do tédio de ser mãe em tempo integral. Marion ansiava por mais carinho e proximidade com seus pais, mas isso sempre lhe pareceu um pouco fora do alcance. Quando cresceu, conseguiu receber atenção tendo sucesso na maioria das coisas que fazia. No entanto, isso lhe custou muito, porque o sucesso nunca a fez se sentir como ela queria.

A primeira epifania se deu para Marion quando ela se conectou com o quanto e quão incondicionalmente amava seus filhos pequenos. Ela se perguntou: "Por que eu sistematicamente me excluo desse amor?". Ela não poderia se aconchegar naquele bom sentimento, Marion se perguntou, assim como algumas vezes se aconchega na cama com seus filhos no final do dia? Ela não poderia falar consigo mesma da mesma forma carinhosa que falava com seus amigos? "Afinal de contas", Marion pensou, "eu preciso ser amada como qualquer um!".

Quando Marion se deu permissão de amar a si mesma, começou a sentir um pouco daquele antigo anseio e solidão da sua infância. Entretanto, desta vez, estava comprometida com a ideia de que merecia compaixão tanto quanto qualquer outra pessoa. Ela até mesmo começou a sentir algum pesar pelos muitos longos anos em que se esforçou para receber afeição dos outros para preencher o vazio em seu coração. A prática da autocompaixão foi difícil, mas ela persistiu. Ela sabia que esses velhos sentimentos precisavam emergir e estava aprendendo os recursos de que precisava para se defrontar com eles – mindfulness e autocompaixão. Agora ela podia começar a dar a si mesma o que ansiava receber dos outros.

Seus amigos e familiares começaram a notar uma mudança em Marion. Inicialmente eram pequenas coisas, como decidir não sair com os amigos quando se sentia exausta. Marion descobriu que conseguia pegar no sono com mais facilidade, talvez porque não estivesse fazendo um inventário de todos os seus erros durante o dia. Ocasionalmente ela ainda acordava com pesadelos – como quando sonhava que tinha que fazer uma apresentação no trabalho e não se lembrava do que se tratava –, mas simplesmente colocava a mão sobre o coração e falava palavras confortantes para si mesma e logo voltava a dormir. Seu marido notou, falando de brincadeira, que Marion necessitava de "menos manutenção". No final do curso de MSC de oito semanas, Marion e sua família concordaram que ela havia se tornado uma pessoa mais feliz. Mas o que foi realmente incrível foi que ela parou de se recriminar por cometer erros, abriu mão da necessidade de ser perfeita e começou a se amar e se aceitar do jeito que era.

EXERCÍCIO

O Quanto Sou Autocompassivo?

O caminho para a autocompaixão frequentemente começa por uma avaliação objetiva do quanto somos ou não autocompassivos. A Escala de Autocompaixão mede o grau em que as pessoas demonstram autobondade ou autojulgamento severo, têm um senso de humanidade compartilhada ou se sentem isoladas pela sua imperfeição e estão conscientes ou se identificam excessivamente com seu sofrimento. A maioria das pesquisas utiliza essa escala para medir a autocompaixão e determinar a sua ligação com o bem-estar. Faça o teste para descobrir o quanto você é autocompassivo.

Esta é uma versão adaptada do formulário curto da Escala de Autocompaixão. Se você quiser experimentar a Escala de Autocompaixão completa (em inglês) e ter seus resultados calculados para você, acesse www.self-compassion.org/test-how-self-compassionate-you-are.

As afirmações a seguir descrevem como você age em relação a si mesmo em situações difíceis. Leia atentamente cada afirmação antes de responder, e à esquerda de cada item, indique a frequência com que você se comporta da maneira descrita em uma escala de 1 a 5.

Para o primeiro conjunto de itens, use a seguinte escala:

QUASE NUNCA   **QUASE SEMPRE**

1   2   3   4   5

_____ Tento ser compreensivo e paciente em relação aos aspectos da minha personalidade de que não gosto.

_____ Quando alguma coisa dolorosa acontece, tento ter uma visão equilibrada da situação.

_____ Procuro ver minhas falhas como parte da condição humana.

_____ Quando estou passando por uma situação muito difícil, dou a mim mesmo o carinho e a ternura de que preciso.

_____ Quando alguma coisa me perturba, procuro manter o equilíbrio emocional.

_____ Quando me sinto inadequado de alguma maneira, procuro me lembrar de que sentimentos de inadequação são compartilhados pela maioria das pessoas.

Para o próximo conjunto de itens, use a seguinte escala (note que os pontos extremos da escala são o inverso dos anteriores).

QUASE NUNCA   **QUASE SEMPRE**

1   2   3   4   5

_____ Quando falho em alguma coisa importante para mim, me martirizo com sentimentos de inadequação.

_____ Quando estou me sentindo deprimido, tenho tendência a achar que a maioria das pessoas provavelmente é mais feliz do que eu.

_____ Quando falho em alguma coisa que é importante para mim, tenho a tendência a me sentir sozinho no meu fracasso.

_____ Quando estou me sentindo deprimido, tenho a tendência a ficar obsessivo e a me fixar em tudo o que está errado.

_____ Sou desaprovador e crítico em relação às minhas falhas e inadequações.

_____ Sou intolerante e impaciente em relação aos aspectos da minha personalidade de que não gosto.

Como pontuar seu teste:

Total (soma de todos os 12 itens) _____
Escore médio = Total/12 _____

Os escores médios globais de autocompaixão tendem a estar em torno de 3,0 na escala de 1 a 5, portanto você pode interpretar seu escore global de acordo com isso. Como um guia aproximado, um escore de 1 a 2,5 para seu escore global de autocompaixão indica que você tem pouca autocompaixão; de 2,5 a 3,5 indica que você é moderado; e de 3,5 a 5,0 significa que você tem traços elevados de autocompaixão.

REFLEXÃO

Se o seu escore em autocompaixão foi mais baixo do que você gostaria, não se preocupe. O bonito na autocompaixão é que ela é uma habilidade que pode ser aprendida. Você só precisa se dar algum tempo, mas isso vai acabar acontecendo.

PRÁTICA INFORMAL

Mantendo um Diário da Autocompaixão

Tente escrever diariamente um diário da autocompaixão durante uma semana (ou por mais tempo, se quiser). Manter um diário é uma forma efetiva de expressar suas emoções, e foi constatado que isso melhora o bem-estar mental e físico.

Em algum horário à noite, quando você tiver alguns momentos de tranquilidade, revise os acontecimentos do dia. Em seu diário, anote alguma coisa com a qual se sentiu mal, alguma coisa pela qual você se criticou ou alguma experiência que lhe causou dor. (Por exemplo, talvez tenha ficado irritado com o garçom no restaurante porque ele levou um século para trazer a conta. Você fez um comentário rude e saiu intempestivamente sem deixar gorjeta. Depois disso, sentiu-se envergonhado e constrangido.) Para cada evento difícil que aconteceu durante o dia, experimente *mindfulness*, um sentimento de humanidade compartilhada e gentileza para se relacionar com o evento de uma forma mais compassiva. Eis como:

MINDFULNESS

Isso irá envolver principalmente trazer uma consciência equilibrada para as emoções dolorosas que emergiram devido ao seu autojulgamento ou a circunstâncias difíceis. Escreva sobre como você se sentiu: triste, envergonhado, amedrontado, estressado, etc. Enquanto escreve, procure ser receptivo e não crítico da sua experiência, sem minimizá-la ou fazer um drama exagerado. (Por exemplo, "Fiquei frustrado porque o garçom era muito lento. Fiquei irritado, tive uma reação exagerada e depois me senti um idiota".)

HUMANIDADE COMPARTILHADA

Escreva como a sua experiência faz parte da condição de ser humano. Isso pode incluir reconhecer que ser humano significa ser imperfeito e que todas as pessoas têm esse tipo de experiências difíceis. ("Todos têm reações exageradas algumas vezes – essa é uma reação humana." "É assim que as pessoas provavelmente se sentem numa situação como essa.") Você também poderá pensar sobre as causas peculiares e condições subjacentes à adversidade daquele evento penoso. ("Minha frustração foi exacerbada pelo fato de eu estar uma hora atrasado para minha consulta médica no outro lado da cidade e o trânsito estar muito intenso naquele dia. Se as circunstâncias fossem outras, a minha reação provavelmente teria sido diferente.")

AUTOBONDADE

Escreva para si mesmo algumas palavras gentis, assim como escreveria para um bom amigo. Diga a si mesmo que você se importa com a sua felicidade e bem-estar, adotando um tom amoroso e confortador. ("Tudo bem. Você errou, mas não foi o fim do mundo. Eu compreendo o quanto ficou frustrado e se perdeu. Talvez você possa tentar ser superpaciente e generoso com um garçom que encontre nesta semana.")

REFLEXÃO

Depois de manter seu diário da autocompaixão por no mínimo uma semana, pergunte-se se percebeu alguma mudança no seu diálogo interior. Como foi escrever para si mesmo de uma maneira mais compassiva? Você acha que isso o ajudou a enfrentar as dificuldades que surgiram?

Algumas pessoas vão descobrir que manter um diário da compaixão é uma maneira maravilhosa de ajudar a apoiar a sua prática, enquanto, para outras, pode se parecer mais com uma tarefa. Provavelmente vale a pena experimentar por uma semana ou mais, mas, se você não gostar de escrever um diário, pode pular a parte da escrita. O importante é praticarmos todos os três passos da autocompaixão – nos voltarmos conscientemente para nossa dor, lembrar que a imperfeição faz parte da experiência humana compartilhada e ser amorosos e acolhedores com nós mesmos porque as coisas estão difíceis.

A FISIOLOGIA DA AUTOCRÍTICA E DA AUTOCOMPAIXÃO

Segundo Paul Gilbert, que criou a terapia focada na compaixão (CFT), quando criticamos a nós mesmos estamos acessando o sistema corporal de ameaça-defesa (algumas vezes referido como nosso cérebro reptiliano). Entre as muitas formas como podemos reagir ao perigo percebido, o sistema de ameaça-defesa é o mais rápido e o mais facilmente desencadeado. Isso significa que a autocrítica é geralmente nossa primeira reação quando as coisas dão errado.

> Quando nos sentimos inadequados, nosso autoconceito é ameaçado, e então atacamos o problema – nós mesmos!

O sistema de ameaça-defesa se desenvolveu de modo que, quando percebemos uma ameaça, nossa amígdala (que registra o perigo no cérebro) é ativada, liberamos cortisol e adrenalina e nos preparamos para lutar, fugir ou congelar. Esse sistema funciona bem para proteção contra ameaças ao nosso corpo físico, mas hoje em dia a maioria das ameaças que enfrentamos são desafios à nossa autoimagem ou ao nosso autoconceito.

Sentir-se ameaçado provoca estresse na mente e no corpo, e o estresse crônico pode causar ansiedade e depressão, motivo pelo qual a autocrítica habitual é tão prejudicial para o bem-estar emocional e físico. Com autocrítica, somos tanto o atacante quanto o atacado.

Felizmente, não somos apenas répteis, mas também mamíferos. O avanço evolucionário dos mamíferos é que os jovens mamíferos nascem muito imaturos e têm um período de desenvolvimento mais longo para se adaptarem ao seu ambiente. Para manter os bebês seguros durante esse período vulnerável, o sistema de cuidados dos mamíferos se desenvolveu, impelindo os pais e a prole a permanecerem próximos.

Quando o sistema de cuidados é ativado, são liberadas ocitocina (o hormônio do amor) e endorfinas (opiáceos naturais do bem-estar), o que auxilia a reduzir o estresse e aumenta os sentimentos de segurança e proteção. Duas formas confiáveis de ativar o sistema de cuidados são o toque calmante e vocalizações suaves (pense em uma gata ronronando e lambendo seus filhotes).

A compaixão, inclusive a *autocompaixão*, está associada ao sistema de cuidados dos mamíferos. É por isso que sermos compassivos com nós mesmos quando nos sentimos inadequados nos faz sentir seguros e cuidados, como uma criança envolvida em um abraço afetuoso.

> Estender a compaixão a nós mesmos quando nos sentimos inseguros é como receber conforto de um dos pais.

A autocompaixão ajuda a infrarregular a resposta de ameaça. Quando a resposta ao estresse (luta-fuga-congelar) é desencadeada por uma ameaça ao nosso autoconceito, a tendência é nos transformarmos em uma trindade profana de reações. Nós lutamos (autocrítica), fugimos dos outros (isolamento) ou congelamos (ruminação). Essas três versões são precisamente o oposto dos três componentes da autocompaixão – autobondade, humanidade compartilhada e *mindfulness*. A tabela a seguir ilustra a relação da resposta ao estresse com a autocompaixão.

Quando praticamos a autocompaixão, estamos desativando o sistema de ameaça--defesa e ativando o sistema de cuidados. Em um estudo, por exemplo, os pesquisadores pediram que os participantes imaginassem que estavam recebendo compaixão e sentindo-a em seus corpos. A cada minuto lhes eram ditas coisas como: "Permita-se sentir que você é o receptor de grande compaixão; permita-se sentir a bondade-amorosa que há para você". Foi constatado que os participantes que receberam essas instruções tinham nível mais baixo de cortisol depois do exercício de imaginação do que aqueles no grupo-controle. Os participantes também demonstraram aumento na variabilidade da frequência cardíaca depois disso. Quanto mais seguras as pessoas se sentem, mais abertas e flexíveis elas podem ser em resposta ao seu ambiente, e isso está refletido no quanto a sua frequência cardíaca varia em resposta aos seus estímulos. Portanto, você poderia dizer que os corações dos participantes na verdade se abriram e se tornaram menos defensivos quando eles deram compaixão a eles mesmos.

Thomas era um homem bom e consciencioso que era voluntário na sua igreja e alguém com quem sempre se podia contar para dar uma mão amiga. Também era um incansável autocrítico. Ele se criticava por quase tudo – não era suficientemente bem-sucedido, suficientemente inteligente, suficientemente dedicado. Era autocrítico demais! Sempre que Thomas notava alguma coisa que fez e que não gostava em relação a si mesmo, os insultos começavam. "Burro, tolo, estúpido. Perdedor." A constante autocrítica o estava deixando esgotado, e ele começou a ficar deprimido.

Depois de aprender que a autocrítica está associada a sentir-se ameaçado, Thomas se questionou sobre o que o deixava com medo para torná-lo tão autocrítico. Imediatamente ficou claro para ele que seu medo era de ser rejeitado. Quando criança, Thomas fora vítima de bullying *intenso por ter dificuldades de aprendizagem e nunca se sentira fazendo parte do grupo. Havia uma parte dele que achava que, se ele fizesse* bullying *e atacasse a si mesmo pelas suas inadequações agora, isso, de alguma forma, milagrosamente o motivaria a se sair melhor, de modo que os outros o aceitassem, o que, ao mesmo tempo, o protegia da dor de ser julgado – pois se antecipava aos outros. Obviamente, a autocrítica não funcionava, só o deixava deprimido.*

Thomas também aprendeu que podia se sentir seguro pela ativação do sistema de cuidados – coisas simples como falar consigo mesmo de uma forma amistosa e compreensiva. Então, ele experimentou. Quando a série de insultos começava, ele dizia: "Vejo que você está com medo e que está tentando se proteger". Por fim, ele começou a acrescentar coisas como: "Tudo bem. Você não é perfeito, mas está tentando fazer o melhor que pode". Embora o hábito da autocrítica ainda fosse forte, reconhecer de onde ela se originava o ajudou a não ser sugado por ela e lhe deu a esperança de que, com o tempo, poderia aprender a tratar a si mesmo com a bondade e a aceitação que não recebera quando criança.

RESPOSTA AO ESTRESSE	RESPOSTA AO ESTRESSE VOLTADA PARA DENTRO	AUTOCOMPAIXÃO
Luta	Autocrítica	Autobondade
Fuga	Isolamento	Humanidade compartilhada
Congelar	Ruminação	*Mindfulness*

PRÁTICA INFORMAL

Toque Calmante

Embora possa parecer inicialmente um pouco meloso – e de fato é –, é importante aproveitar a força do toque físico para nos ajudar a desencadear a resposta de compaixão. Ao colocarmos uma ou duas mãos sobre nosso corpo de uma forma calorosa, amorosa e gentil, podemos nos ajudar a nos sentirmos seguros e confortados. É importante observar que diferentes gestos físicos evocam diferentes respostas emocionais em diferentes pessoas. O convite é encontrar uma forma de toque físico que pareça genuinamente apoiadora para que você possa usar esse gesto para cuidar de si mesmo sempre que estiver sob estresse.

> De que toque eu preciso para me sentir seguro e confortado?

Encontre um espaço privado onde você não tenha que se preocupar com a possibilidade de alguém o estar observando. Apresentamos, a seguir, uma lista das diferentes formas como as pessoas se confortam com o toque. Vá em frente e experimente, e também se sinta à vontade para experimentar seus próprios gestos. Você poderá fazer essa exploração com os olhos fechados para que possa se concentrar no que lhe parece ser mais adequado.

- ◊ Uma mão no coração
- ◊ Duas mãos no coração
- ◊ Bater no peito suavemente
- ◊ Fechar a mão em concha com o punho sobre o coração
- ◊ Uma mão no coração e uma sobre o ventre
- ◊ Uma mão sobre o ventre
- ◊ Uma mão no rosto
- ◊ Balançar o rosto entre as mãos
- ◊ Bater suavemente nos seus braços
- ◊ Cruzar os braços e dar-se um abraço suave
- ◊ Uma mão segurando a outra suavemente
- ◊ Fechar as mãos em concha sobre o colo

Continue sua exploração até encontrar um tipo de toque que seja verdadeiramente confortante – para cada pessoa é diferente.

REFLEXÃO

Como foi essa prática para você? Você conseguiu encontrar algum gesto que parecesse genuinamente calmante e apoiador?

Se encontrou um toque físico que funcione para você, tente adotá-lo sempre que sentir estresse ou dor emocional na vida cotidiana. Ao ajudar seu corpo a se sentir cuidado e seguro, será mais fácil deixar sua mente e seu coração fluírem.

No entanto, algumas vezes pode parecer estranho ou desconfortável quando damos a nós mesmos um toque calmante. De fato, frequentemente surge um "refluxo/*bacdraft*" – um conceito que iremos discutir melhor no Capítulo 8. *Bacdraft* se refere às velhas dores que emergem quando damos a nós mesmos bondade, como quando recordamos momentos em que *não* fomos tratados com bondade. É por isso que o toque calmante pode não parecer calmante. Se isso lhe acontecer, você pode tentar tocar em um objeto externo que seja quente e macio, como fazer carinho em um cão ou gato ou segurar um travesseiro. Ou talvez um gesto mais firme seja melhor, como dar tapinhas ou bater com o punho no peito. A questão é expressar carinho e bondade de uma maneira que atenda às suas necessidades.

PRÁTICA INFORMAL

Pausa Autocompassiva

Esta prática é uma forma de nos lembrarmos de aplicar os três componentes essenciais da autocompaixão – *mindfulness*, humanidade compartilhada e autobondade – quando as dificuldades surgem em nossas vidas. Também explora a força do toque calmante para nos ajudar a nos sentirmos seguros e cuidados. É importante encontrar uma linguagem que seja efetiva para você – você não precisa discutir internamente se as palavras fazem sentido. Por exemplo, algumas pessoas preferem a palavra *dificuldade* à palavra *sofrimento*, ou preferem a palavra *acolhimento* ou *proteção* à palavra *bondade*. Experimente algumas variações diferentes e depois pratique o que funcionar para você.

Depois de ler estas instruções, você poderá experimentá-las com os olhos fechados para que possa mergulhar internamente de modo mais profundo. Uma gravação das orientações dessa prática está disponível *on-line* (em inglês) em www.guilford.com/neff-materials.*

- Pense em uma situação na sua vida que está lhe causando estresse, como um problema de saúde, problema de relacionamento, problema no trabalho ou alguma outra dificuldade.
Escolha um problema que seja de leve a moderado, não um grande problema, pois queremos construir o recurso da autocompaixão gradualmente.
- Visualize a situação claramente na sua imaginação. Qual é o contexto? Quem está dizendo o que para quem? O que está acontecendo? O que *poderia* acontecer?
- Você consegue sentir desconforto em seu corpo enquanto traz à mente essa dificuldade? Em caso negativo, escolha um problema um pouco mais difícil.
- Agora, tente dizer a si mesmo: "Este é um momento de sofrimento".
    ◦ Isso é *mindfulness*. Talvez expressar de outra forma seja mais significativo para você. Algumas opções são:
        – *Isso dói.*
        – *Ai!*
        – *Isso é estressante.*
- Agora, tente dizer a si mesmo: "Sofrer faz parte da vida".
    ◦ Isso é humanidade compartilhada. Outras opções incluem:
        – *Não estou sozinho.*
        – *Todos experimentam isso, assim como eu.*
        – *É assim que as pessoas se sentem quando têm essas dificuldades.*

---

* A manutenção e a disponibilização da página são de responsabilidade da The Guilford Press.

- Agora, ofereça a si mesmo o gesto do toque calmante que descobriu no exercício anterior.
- E tente dizer a si mesmo: "Que eu possa ser gentil comigo mesmo" ou "Que eu possa dar a mim mesmo o que preciso".
  Talvez haja palavras particulares de bondade e apoio que você precisa ouvir agora nessa situação difícil. Algumas opções podem ser:
  - Que eu possa me aceitar como sou.
  - Que eu possa começar a me aceitar como sou.
  - Que eu possa me perdoar.
  - Que eu possa ser forte.
  - Que eu possa ser paciente.
- Se estiver tendo dificuldades em encontrar as palavras certas, imagine que um amigo querido ou uma pessoa amada está tendo o mesmo problema que você. O que você diria a essa pessoa? Que mensagem simples gostaria de transmitir ao seu amigo, de coração para coração?
  Agora, veja se você consegue oferecer a mesma mensagem a si mesmo.

REFLEXÃO

Reserve um momento para refletir sobre como a experiência desse exercício foi para você. Você notou alguma coisa depois que evocou *mindfulness* com a primeira frase – "Este é um momento de sofrimento"? Alguma mudança?

E quanto à segunda frase fazendo-o lembrar da humanidade compartilhada, ou a terceira, que convidava à autobondade? Você conseguiu encontrar as palavras gentis que diria a um amigo e, em caso afirmativo, como foi dizer essas palavras para si mesmo? Fácil? Mais difícil?

Algumas vezes leva um tempo para encontrar a linguagem que funcione para você e pareça autêntica. Permita-se ser um aprendiz lento – você acabará encontrando as respostas certas.

Note que essa prática informal pode ser feita lentamente como um tipo de minimeditação; você também pode usar as palavras como um mantra de três etapas quando se deparar com dificuldades na vida diária.

PRÁTICA INFORMAL

Movimento Compassivo

Esta prática informal pode ser usada sempre que você precisar de um intervalo para se alongar. Ela pode ser praticada com os olhos abertos ou fechados. A ideia principal é movimentar-se compassivamente de dentro para fora, não necessariamente de alguma forma prescrita.

ANCORAGEM

- Levante-se e sinta as solas dos pés tocando o chão. Balance um pouco para a frente e para trás e de lado a lado. Faça pequenos círculos com os joelhos, sentindo as mudanças de sensação nas solas dos pés. Ancore sua consciência em seus pés.

ABERTURA

- Agora, abra seu campo de consciência e faça uma varredura em todo o seu corpo buscando outras sensações, observando áreas de conforto, além de áreas de tensão.

RESPONDENDO COMPASSIVAMENTE

- Agora, concentre-se por um momento nos locais de desconforto.
  - Gradualmente, comece a mover seu corpo de forma que seja muito bom para você – dando a si mesmo compaixão. Por exemplo, gentilmente vire seus ombros, incline a cabeça, gire a cintura, curve-se para a frente... qualquer coisa que lhe pareça o mais adequado.
  - Dê ao seu corpo o movimento de que ele precisa, deixando ele guiá-lo.
  - Algumas vezes, nosso corpo nos desaponta ou não estamos felizes com a forma como ela é ou como o sentimos ou nos movemos. Se for assim com você, apenas esteja consigo mesmo e com seu coração terno por um momento. Seu corpo está fazendo o melhor que pode. Do que você precisa agora?

CHEGANDO À QUIETUDE

- Por fim, chegue à quietude. Levante-se novamente e sinta seu corpo inteiro, observando alguma mudança.
  - Permita-se ser apenas como você é neste momento.

REFLEXÃO

Reserve um momento para refletir sobre como a experiência desse exercício foi para você. Foi diferente alongar-se como uma resposta intencional de carinho ao desconforto? Você conseguiu encontrar uma forma de se movimentar que deu ao seu corpo o que ele precisava?

Essa prática pode ser usada muitas vezes ao longo do dia. O seu corpo parecer ou não parecer melhor depois do alongamento é, na verdade, menos importante do que observar onde você estava tendo tensão em seu corpo e responder de uma forma carinhosa. Com frequência ignoramos os sinais sutis de sofrimento em nosso corpo, e criar o hábito de checar e intencionalmente dar a nós mesmos o que precisamos pode ser um longo caminho na direção do desenvolvimento de um relacionamento mais saudável e mais acolhedor com nós mesmos.

O *YIN* E O *YANG* DA AUTOCOMPAIXÃO

À primeira vista, compaixão parece ser uma qualidade suave, associada apenas a confortar e acalmar. Assim como a acolhida faz parte da compaixão pelos outros, especialmente dos cuidados às crianças, também podemos instintivamente associá-la aos hábitos mais tradicionais do gênero feminino. Isso significa que a autocompaixão não é, na verdade, para todos nós? Faça esta pergunta a si mesmo: é menos compassivo entrar em um edifício em chamas para resgatar uma pessoa que está presa lá dentro do que trabalhar longas horas para sustentar a família? Esses comportamentos, habitualmente ligados a normas de papéis masculinos e orientadas para a ação, dificilmente são caracterizados como suaves. Precisamos claramente expandir nossa compreensão cultural da compaixão e da autocompaixão para dar espaço às suas muitas manifestações.

Quando exploramos os atributos que estão em jogo na autocompaixão, encontramos tanto o feminino quanto o masculino – assim como todas as pessoas incorporam as qualidades femininas e masculinas. Na filosofia chinesa tradicional, essa dualidade é representada por *yin* e *yang*. *Yin* e *yang* se baseiam no pressuposto de que todos os atributos aparentemente opostos, como masculino-feminino, claro-escuro e ativo-passivo, são complementares e interdependentes. Isso quer dizer que as pessoas que se identificam como homem ou mulher precisam que suas qualidades opostas estejam em equilíbrio. Significativamente, cada lado do símbolo *yin-yang* tem um ponto da cor oposta contido dentro dele.

- O *yin* da autocompaixão contém os atributos de "estarmos com" nós mesmos de uma forma compassiva – *confortando*, *acalmando*, *validando* a nós mesmos.
- O *yang* da autocompaixão é sobre "agir no mundo" – *proteger*, *prover* e *motivar* a nós mesmos.

Monique não estava muito certa em relação à autocompaixão. Cresceu em um bairro violento e, com orgulho, contava a todos que quisessem ouvir como ela sobrevivera desenvolvendo coragem e espertza com muito pouca idade. Sempre que se deparava com um desafio, ela o encarava sem hesitação. Também recentemente havia recebido o diagnóstico de esclerose múltipla (EM), para o que a sua abordagem habitual de solução de problemas não foi útil. Os familiares e amigos de Monique e até mesmo seus médicos tinham que suportar xingamentos sempre que ela se sentia vulnerável e com medo do seu diagnóstico e do curso prescrito de repouso e relaxamento. A atividade frenética geralmente protegia Monique de enfrentar suas emoções, mas aquela era uma defesa fraca contra a EM. E toda aquela ideia da autocompaixão de ser bondoso e generoso com você mesmo era uma condenação para Monique, que se considerava durona e estoica.

Xavier tinha o problema oposto. Embora sua infância também não tivesse sido fácil e seu padrasto estivesse sempre gritando com sua mãe, ele aprendera a se refugiar em seus livros, ficando o mais inacessível possível até que as tempestades domésticas passassem. Xavier se deu conta, já em idade precoce, de que o confronto só pioraria as coisas. Agora, ele tinha vinte e poucos anos, seus anos acadêmicos ficaram para trás, e ele precisava continuar com a sua vida, começando por ganhar dinheiro suficiente para sair do porão da casa da sua mãe. No entanto, Xavier não estava certo se conseguiria fazer isso. Aceitou um emprego de servente em um hospital, só para sair de casa, mas continuava profundamente insatisfeito. Precisava de alguém que acreditasse nele e que o encorajasse a obter o que era capaz.

O programa de MSC contém uma ampla variedade de práticas e exercícios que cada pessoa pode explorar para descobrir quais funcionam melhor para si mesma. Algumas práticas se encaixam mais na categoria *yin*, e outras na categoria *yang*, embora a maioria delas tenha aspectos de ambas. A tabela a seguir apresenta exemplos deste livro que geralmente correspondem aos atributos *yin* e *yang* da autocompaixão. É claro que esses atributos interagem e são interdependentes. Por exemplo, quando validamos nossas necessidades, frequentemente encontramos a motivação para satisfazê-las em nossas vidas.

CULTIVANDO O *YIN* E *YANG* DA AUTOCOMPAIXÃO

	ATRIBUTOS	PRÁTICAS
Yin	Confortar	Pausa Autocompassiva (Cap. 4) Autocompaixão na Vida Diária (Cap. 8) Meditação da Bondade-Amorosa Para Nós Mesmos (Cap. 10)
	Acalmar	Toque Calmante (Cap. 4) Meditação da Respiração Afetiva (Cap. 6) Abrandar-Acalmar-Permitir (Cap. 16)
	Validar	Sendo uma Bagunça Compassiva (Cap. 13) Rotulando Emoções (Cap.16) Autoapreciação (Cap. 23)

	ATRIBUTOS	PRÁTICAS
Yang	Proteger	Sentindo as Solas dos Pés (Cap. 8) Compaixão com Equanimidade (Cap. 19) Compaixão Irada (Cap. 20)
	Prover	Descobrindo Nossos Valores Essenciais (Cap. 14) Satisfazendo Nossas Necessidades Emocionais (Cap. 18) Atendendo as Necessidades Não Satisfeitas (Cap. 20)
	Motivar	Encontrando Sua Voz Compassiva (Cap. 11) Carta Compassiva para Mim Mesmo (Cap. 11) Vivendo com um Voto (Cap. 14)

Um traço comum em todas essas práticas é uma atitude amistosa e amorosa. Às vezes, o cuidado autocompassivo assume a forma de consolo, uma inclinação suave às emoções difíceis (confortar), e às vezes envolve um "não!" e desviar do perigo (proteger). Às vezes, envolve deixar que nosso corpo saiba que tudo está bem com calor e ternura (acalmar), e às vezes isso significa descobrir o que precisamos e dar a nós mesmos (prover). Às vezes, autocompaixão requer ser receptivo e aberto ao que é (validar), e às vezes significa que precisamos nos erguer e fazer alguma coisa a respeito (motivar).

Monique era competente nas qualidades yang de força, ação e determinação para fazer frente aos desafios à sua segurança e bem--estar. Ela sabia como se proteger e prover. Seu lado yin mais receptivo estava relativamente pouco desenvolvido talvez porque não fosse seguro para ela ser receptiva e validar "o que é" quando criança. O diagnóstico de EM significava que ela precisava aprender novas habilidades para ir em frente. Um amigo lhe falou sobre a Pausa Autocompassiva (Cap. 4), que é uma combinação de diferentes elementos de autocompaixão, mas especialmente os atributos de validação da sua situação ("não é tão assustador receber um diagnóstico de EM"), da percepção de que não está sozinha ("ter uma doença grave faz quase todos se sentirem vulneráveis e sozinhos") e do oferecimento a si mesma de palavras de conforto: "Tudo vai ficar bem. Vamos viver um dia de cada vez". A Pausa Autocompassiva abriu a porta da autocompaixão para Monique. No entanto,

aquele não era um caminho fácil para ela devido a muitas dores antigas em relacionamentos precoces quando era jovem e vulnerável. Mas Monique tinha o dom da coragem, e a EM tinha um lado bom – como tinha que aceitar a sua condição, Monique começou a vivenciar uma fase interna de aceitação que ela não sabia que era possível.

Xavier, por sua vez, não tinha muita motivação, mas tinha um coração terno. Sua motivação era esmagada pelo seu padrasto raivoso, que sempre tinha que ter a última palavra, e ele se tornou perito em evitar conflitos permanecendo nas sombras. Mas agora ele precisava de força e coragem para sair para o mundo. Quase por acaso, Xavier viu um folheto no hospital sobre um treinamento rápido em autocompaixão para trabalhadores na área da saúde. Nesse curso, descobriu que a mesma voz interna que lhe dizia para ficar seguro permanecendo invisível em casa agora estava pedindo que ele saísse. A melhor prática de autocompaixão para Xavier foi escrever uma carta compassiva (Cap. 11) para se motivar com bondade, assim como ele escreveria para um amigo querido em uma situação semelhante. Ele escreveu uma carta para si mesmo todas as semanas, focando nos desafios que encontrava. Pouco a pouco, uma nova voz emergiu dentro de Xavier – seu próprio treinador interno estimulando-o na lateral do campo. Com o tempo, Xavier foi capaz de reivindicar o que necessitava para uma vida significativa – seus valores essenciais – e tomou as medidas práticas para que elas se tornassem reais em sua vida.

EXERCÍCIO

De que Aspectos da Autocompaixão Eu Preciso Agora?

A autocompaixão provavelmente tem mais aspectos diferentes do que você originalmente pensava. Alguns atributos *yin* e *yang* da autocompaixão estão listados a seguir. Examine-os e reflita sobre quais atributos você precisaria para aproveitar ao máximo neste momento. Isso irá ajudá-lo a compreender como a autocompaixão poderia ser útil enquanto você trabalha neste livro.

YIN

- *Confortar.* Confortar é algo que podemos fazer em relação a um amigo querido que está com dificuldades. Refere-se a ajudar uma pessoa que está sofrendo a se sentir melhor, especialmente dando apoio às suas necessidades emocionais. Você precisa disso neste momento? Acha que ajudaria se aprendesse a se confortar mais quando estiver perturbado?

_____
_____
_____
_____
_____

- *Acalmar.* Acalmar também é uma forma de ajudar uma pessoa a se sentir melhor e se refere particularmente a ajudar uma pessoa a se sentir *fisicamente* mais calma. Isso é algo de que você precisa em maior quantidade? Você gostaria de se sentir mais confortável e relaxado em seu corpo?

_____
_____
_____
_____
_____

- *Validar.* Também podemos ajudar uma pessoa a se sentir melhor compreendendo muito claramente o que ela está passando e dizendo isso de uma forma gentil e terna. Você se sente sozinho ou mal compreendido e precisa desse tipo de validação? Acha que seria útil aprender a validar seus próprios sentimentos?

_____
_____
_____
_____
_____

Manual de *mindfulness* e autocompaixão **39**

YANG

- *Proteger.* O primeiro passo para a autocompaixão é sentir-se a salvo de perigos, em segurança. Proteger significa dizer não a outras pessoas que estão nos machucando ou ao dano que infligimos a nós mesmos, frequentemente de forma inconsciente. Você está sendo prejudicado de alguma forma e gostaria de encontrar a força interna para interromper isso?

_____

_____

_____

_____

_____

- *Prover.* Prover significa dar a nós mesmos aquilo de que realmente precisamos. Primeiro temos que saber do que precisamos, então precisamos da convicção de que *merecemos* ter nossas necessidades satisfeitas e, então, temos que seguir em frente e tentar atender às nossas necessidades. Ninguém pode fazer isso por nós tão bem quanto nós mesmos. Você gostaria de aprender a prover suas próprias necessidades de forma mais eficiente?

_____

_____

_____

_____

_____

- *Motivar.* A maioria de nós tem sonhos e aspirações que gostaríamos de realizar nesta vida. Também temos objetivos menores a curto prazo. A autocompaixão nos motiva como faz um bom técnico, com gentileza, apoio e compreensão, não com críticas duras. Você acha que seria útil aprender a se motivar com amor em vez de medo?

_____

_____

_____

_____

_____

REFLEXÃO

Esperamos que a pergunta "Do que eu preciso agora?" surja continuamente enquanto você trabalha ao longo deste livro. Ao simplesmente fazer a pergunta, você se permite ter um momento de autocompaixão, mesmo que não consiga encontrar uma resposta ou não tenha a habilidade de satisfazer suas necessidades no momento.

MINDFULNESS

Mindfulness (atenção plena) é o fundamento da autocompaixão. Precisamos sair do enredo do nosso sofrimento e nos voltarmos para a nossa dor conscientemente antes que possamos responder com bondade. Pode-se definir *mindfulness* como a "consciência da experiência no momento presente com aceitação". Contudo, nenhuma definição capta adequadamente a natureza de *mindfulness* porque *mindfulness* envolve consciência pré-conceitual. Em outras palavras, quando estamos conscientes experimentamos o mundo diretamente, não apenas através das lentes do pensamento.

Pensamentos são representações – símbolos que representam a realidade, não a realidade em si. Você não pode cheirar, provar ou comer a palavra *maçã*. Quando nos situamos abaixo do nível do pensamento e fazemos contato direto com a experiência, somos capazes de entrar em contato com a natureza dinâmica da realidade. Podemos abandonar a ideia de como achamos que a realidade "deve" ser e nos abrirmos para o que ela é. Isso significa que, quando estamos sofrendo, podemos deixar de lado o enredo do que está acontecendo e simplesmente "estar" com ele e com nós mesmos, com coragem e presença.

> Não podemos responder com compaixão ao nosso próprio sofrimento até que nos voltemos para ele com *mindfulness*.

Terrell ergueu a mão e começou a falar sobre o que lhe aconteceu quando praticava mindfulness *em casa. "Meu gato teve que ser sacrificado recentemente, e eu fiquei de coração partido. Minha parceira, Lamar, e eu tínhamos aquele gato havia 12 anos – ele era como nosso filho amado. Depois de voltar do consultório do veterinário, eu estava me sentindo arrasado, mas me lembrei das instruções de reconhecer o sofrimento e apenas tentar estar consciente do que estava acontecendo em meu corpo. Eu disse a mim mesmo: 'Está muito difícil agora'. Senti uma dor profunda no ventre, como se tivesse levado um chute. O sentimento de pesar era quase devastador. Mas tentei apenas permanecer com as sensações. Na verdade, ainda sinto isso agora, mas não estou engolfado pela dor. Ela é suportável."*

Em muitos aspectos, *mindfulness* é uma habilidade simples porque apenas requer observar o que está acontecendo enquanto está acontecendo, usando todos os cinco sentidos. Por exemplo, reserve um momento para tentar focar no que entra pela porta de cada um dos seus sentidos, um por um.

◊ *Audição* – Feche os olhos e reserve um momento para ouvir os sons do ambiente. Deixe que os sons cheguem até você. Observe o que ouve, um som após o outro, com um assentimento interno de reconhecimento. Não há necessidade de nomear o que você ouve.

◊ *Visão* – Abra os olhos e permita que eles tenham uma visão de grande amplitude. Mais uma vez, observe o que você vê, uma impressão visual após a outra.

◊ *Tato* – Feche os olhos novamente e observe a sensação do tato onde seu corpo encontra a cadeira ou seus pés tocam o chão.

◊ *Olfato* – Erga a mão e toque seu nariz e observe os aromas que se originam da sua pele.

◊ *Paladar* – Observe se há algum gosto na sua boca neste momento, talvez remanescente da última coisa que você comeu ou bebeu.

Embora seja fácil estar consciente por um momento ou dois, é difícil *manter* esse estado mental, porque isso vai contra outras tendências naturais do cérebro. Neurocientistas identificaram uma rede interconectada de regiões cerebrais que está ativa quando a mente está em repouso e inativa quando a mente está engajada em uma tarefa – *a rede em modo padrão*. A rede em modo padrão inclui estruturas localizadas à direita abaixo da linha média do cérebro, da frente para trás. Essas partes se tornam altamente ativas quando nada em particular está capturando sua atenção, portanto a mente vagueia.

A rede em modo padrão faz três coisas básicas: (1) cria um senso de *self*, (2) projeta esse *self* no passado ou no futuro e (3) procura problemas. Por exemplo, você já teve a experiência de se sentar à mesa para comer uma refeição, e, antes que se desse conta, o prato inteiro de comida já havia acabado? Por onde andava a sua mente? Enquanto o seu corpo estava comendo, a sua mente estava em outro lugar – perdida na rede em modo padrão. A mente usa esse tempo "livre" para focar em problemas potenciais que precisam ser resolvidos. Isso é benéfico de um ponto de vista evolucionário, de forma que podemos antecipar as ameaças à nossa sobrevivência, mas é uma forma um tanto desagradável de viver.

Quando estamos operando no modo padrão, frequentemente estamos com dificuldades, mas não temos a presença de espírito de *saber* que estamos tendo dificuldades. Quando estamos conscientes, tomamos conhecimento da nossa narrativa interna e não ficamos tão perdidos nela. Uma analogia frequentemente usada é a de estar em um cinema e ser arrebatado pelo drama, segurando o braço da cadeira quando o herói está a ponto de ser empurrado de um abismo. De repente, a pessoa ao seu lado espirra, e você se dá conta: "Oh, tudo bem, estou assistindo a um filme!".

Mindfulness nos proporciona um espaço mental, e junto com o espaço mental vem a liberdade de escolher como gostaríamos de *responder* a uma situação. *Mindfulness* é extremamente importante para o treinamento em autocompaixão porque, quando sofremos, a atenção plena abre a porta para a compaixão. Por exemplo, podemos nos perguntar "Do que eu preciso neste momento?" e tentar nos confortarmos e nos apoiarmos como faríamos com um bom amigo.

Pesquisas mostram que um dos benefícios de praticar *mindfulness* regularmente é que ela tende a desativar a rede em modo padrão, tanto quando estamos meditando quanto quando estamos realizando nossas atividades habituais. Isso significa que, quanto mais praticamos estar atentos e conscientes ao momento presente, mais oportunidades temos de fazer escolhas melhores para nós mesmos, inclusive a escolha de praticar a autocompaixão.

> Falando de modo geral, estamos programados para a sobrevivência, não para a felicidade.

MEDITAÇÃO

Respiração Afetiva

A meditação a seguir treina a mente para ser mais focada e calma. Esta é uma forma comum de meditação *mindfulness* – meditação da respiração –, com o acréscimo de sugestões que trazem amorosidade ao processo. (Uma gravação guiada dessa meditação está disponível *on-line* [em inglês] em www.guilford.com/neff-materials.)

A maioria das instruções para meditação neste livro envolve fechar os olhos, mas é claro que é um pouco difícil ler com os olhos fechados. Portanto, se você não estiver escutando uma orientação gravada, poderá ler as instruções algumas vezes antes de praticar a meditação, ou então apenas abra os olhos para ler, feche os olhos para realizar alguns minutos de prática, depois abra os olhos para ler novamente. Seja qual for a sua abordagem, tente fazer a sua prática de meditação com a maior leveza possível, lembrando-se de que ela não precisa ser perfeita (especialmente quando o objetivo é a autocompaixão!).

- Encontre uma postura na qual seu corpo fique confortável e se sinta apoiado durante toda a meditação. Então, deixe seus olhos se fecharem suavemente, parcial ou totalmente. Respire algumas vezes de forma lenta e suave, liberando alguma tensão desnecessária de seu corpo.
- Se desejar, tente colocar uma mão sobre o coração ou outro local calmante como um lembrete de que estamos trazendo não só consciência, mas consciência *amorosa* para nossa respiração e para nós mesmos. Você pode deixar sua mão nesse local ou retirá-la a qualquer momento.
- Comece a observar a sua respiração em seu corpo, sentindo-o inspirar e expirar.
- Observe como seu corpo é alimentado com a inspiração e relaxa com a expiração.
- Veja se consegue simplesmente deixar seu corpo *respirar*. Não há nada que você precise fazer.
- Agora, comece a observar o *ritmo* da sua respiração, fluindo para dentro e para fora. Reserve algum tempo para *sentir* o ritmo natural da sua respiração.
- Sinta seu *corpo inteiro* sutilmente se movendo com a respiração, como o movimento do mar.
- Sua mente irá naturalmente perambular como uma criança curiosa ou como um cachorrinho. Quando isso acontecer, apenas se volte gentilmente para o ritmo da sua respiração.
- Permita que seu corpo inteiro seja suavemente balançado e acariciado – *acariciado internamente* – pela sua respiração.
- Se achar que está bem, você pode *se entregar* à sua respiração, permitindo que ela seja tudo o que existe.
- E agora, libere suavemente sua atenção da respiração, conecte-se em silêncio com a sua experiência e permita-se sentir o que está sentindo e ser apenas como você é.
- Lenta e suavemente, abra os olhos.

REFLEXÃO

Reserve um momento para refletir sobre o que você acabou de vivenciar: "O que eu observei?" "O que eu senti?" "Como estou me sentindo agora?".

Se você estava familiarizado com a meditação da respiração, como foi trazer amorosidade e apreciação para a prática, para se permitir ser acalmado pela sua própria respiração?

Você notou que a sua atenção aumentou quando *desfrutou* da respiração?

Houve alguma diferença entre *ser* a respiração e tentar focar na respiração?

Você pode ter notado que a sua mente vagou muito durante a meditação. Todas as mentes fazem isso – essa é a rede em modo padrão em ação. Por favor, não se julgue por ter uma mente humana que vagueia muito, e, se você se julgar, talvez também possa oferecer a si mesmo alguma compaixão por essa tendência humana.

Algumas vezes, quando fazem a meditação da respiração, as pessoas focam na sensação da respiração em um lugar particular, enquanto ela entra e sai das narinas, por exemplo, o que, para alguns, causa constrição na mente. Se notou que isso aconteceu com você, veja se consegue focar mais no movimento do seu corpo enquanto ele respira. Em outras palavras, concentre-se mais no embalo suave que a respiração proporciona ao corpo todo em vez de focar na respiração em si.

Essa é uma das três meditações principais no curso de MSC, portanto você poderá experimentá-la por aproximadamente 20 minutos por alguns dias seguidos até que tenha se habituado a ela. Se ela o ajudar a se acalmar, poderá se tornar parte de uma prática de meditação regular. Lembre-se de que recomendamos que você faça alguma combinação de prática formal (meditação) e informal (vida diária) por cerca de 30 minutos por dia.

PRÁTICA INFORMAL

A Pedra do Aqui-e-Agora

Encontre uma pedra pequena que você ache especialmente atraente. Então, experimente o seguinte exercício:

- Comece examinando cuidadosamente a sua pedra. Observe as cores, os ângulos e a forma como a luz reflete na superfície dela. Permita-se desfrutar da visão da pedra.
- Agora, explore a pedra com seu sentido do tato. Ela é lisa ou áspera? Qual é a sua temperatura?
- Deixe-se absorver por ela, envolvendo-se na experiência de manusear essa bela pedra.
- Permita-se experimentar sua pedra com todos os seus sentidos, apreciando a sua singularidade.
- Observe que, enquanto você está focado na sua pedra, com apreciação, há pouco espaço para lamento ou preocupação, pelo passado ou pelo futuro. Você está "em casa" no momento presente.

REFLEXÃO

O que você percebeu quando ancorou a sua consciência na sua pedra do aqui-e-agora?

Quando você estava envolvido com sua pedra, a sua atividade em modo padrão – a mente vagando – diminuiu um pouco? Em caso afirmativo, você pode pensar nela como a sua "pedra mágica", porque ela pode desligar a sua rede do modo padrão.

Prosseguindo, você poderá levar a sua pedra no bolso. Sempre que for arrebatado pela emoção, apenas esfregue sua pedra com os dedos. Sinta a sensação do toque da sua pedra. Desfrute. Venha para o momento presente.

PRÁTICA INFORMAL

Mindfulness na Vida Diária

- *Mindfulness* pode ser praticada a cada momento do dia – enquanto você escova os dentes, enquanto anda do estacionamento até o trabalho, quando toma o café da manhã ou sempre que o telefone celular tocar.
  - *Escolha uma atividade comum*. Você pode escolher tomar uma xícara de café pela manhã, tomar um banho ou vestir suas roupas. Se desejar, escolha uma atividade que ocorra no início do dia antes que a sua atenção seja atraída em muitas direções.
  - *Escolha uma experiência sensorial* para explorar na atividade, tal como a sensação do paladar enquanto bebe o seu café ou a sensação da água quando toca o seu corpo durante o banho.
  - *Mergulhe na experiência*, saboreando-a ao máximo. Traga sua mente de volta para as sensações, repetidamente, quando notar que ela começa a vaguear e se afastar.
  - *Traga consciência gentil e amorosa* para a atividade até que ela tenha sido concluída.
- Tente trazer consciência plena para esta atividade todos os dias durante uma semana.

REFLEXÃO

Você nota que trazer *mindfulness* à sua vida diária de alguma forma muda alguma coisa para você?

Se você achar difícil praticar meditação regularmente, praticar alguns minutos de *mindfulness* de modo informal todos os dias também pode desenvolver o hábito de estar consciente no momento presente. Essa não é uma prática menor porque, de fato, nosso objetivo é trazer consciência ao maior número possível de momentos nas nossas vidas.

ABANDONANDO A RESISTÊNCIA

Mindfulness não envolve apenas prestar atenção ao que está acontecendo no momento presente. Também envolve certa *qualidade* de atenção – *aceitar* o que está acontecendo, sem se perder em julgamentos de bom ou mau. Essa atitude é frequentemente descrita como *não resistência*. Resistência se refere ao conflito que ocorre quando achamos que nossa experiência momento a momento deveria ser diferente do que é.

Por exemplo, a resistência ao trânsito na hora do *rush* poderia ser assim: *Droga! A rodovia está totalmente bloqueada. Vou me atrasar para o jantar mais uma vez! Não acredito que aquele idiota tentou cortar a minha frente logo na ladeira. Estou tão incomodado com isso que a minha vontade é de gritar!!*

Aceitação significa que, mesmo que possamos não *gostar* do que está acontecendo, reconhecemos que *está* acontecendo e podemos relaxar quanto ao fato de que as coisas não são exatamente da forma como queremos que sejam.

A aceitação se apresenta mais desta forma: *Preso no trânsito de novo. Bem, considerando que já é quase hora do* rush, *acho que isso era de se esperar. Com certeza não vou chegar em casa mais rápido se ficar incomodado com isso.*

Como sabemos quando estamos resistindo? Alguns sinais são ficar distraído, fisicamente tenso, perder-se em preocupação ou ruminação, trabalhar em excesso ou comer em excesso, sentir raiva ou ficar irritado ou paralisado. Essas são formas pelas quais tentamos resistir a experiências indesejadas. Mas resistência não é assim tão ruim. Sem resistência ficaríamos sobrecarregados pela intensidade de nossas vidas. A resistência pode nos ajudar a funcionar a curto prazo, mas também pode ter consequências negativas a longo prazo.

O que resistimos persiste.

Lamentavelmente, quando resistimos a experiências desagradáveis, elas em geral não desaparecem; em vez disso, ficam piores. Você já teve problemas para pegar no sono à noite quando sabe que precisa estar descansado para uma reunião no dia seguinte? O que acontece? Lutar contra a insônia o conduz imediatamente para uma letargia tranquila? Provavelmente não. Quando lutamos contra nossos sentimentos difíceis, simplesmente colocamos mais lenha na fogueira. *Resistir é inútil* (como os alienígenas sabiamente tentaram nos avisar).

> *Rafaella lutava constantemente contra a ansiedade e se detestava por causa disso. Sempre que se sentia ansiosa, tentava se forçar a passar pela experiência dizendo a si mesma: "Não aja como se fosse um bebê. Cresça!". Depois de algum tempo, no entanto, não importava o quanto lutasse, seu corpo ficava sobrecarregado com a ansiedade, e ela começava a desenvolver ataques de pânico completos.*

O professor de meditação Shinzen Young tem uma fórmula para esse fenômeno:

Sofrimento = Dor x Resistência.

Em outras palavras, a dor na vida – perda, preocupação, desgostos, dificuldades – é inevitável, mas, quando resistimos à dor, geralmente isso apenas a deixa mais intensa. É essa dor adicional que pode ser equiparada a sofrimento. Sofremos não só porque está doloroso no momento, mas porque batemos com a cabeça contra a parede da realidade – ficando frustrados porque achamos que as coisas deveriam ser diferentes do que são.

Outra forma comum de resistência é a *negação*. Nossa esperança é a de que, se não pensarmos no problema, ele vai desaparecer. No entanto, pesquisas mostram que, quando tentamos suprimir nossos pensamentos ou sentimentos indesejados, eles simplesmente ficam mais fortes. Além disso, quando evitamos ou suprimimos pensamentos e emoções dolorosos, não conseguimos vê-los claramente e responder com compaixão.

O que podemos sentir podemos curar.

Mindfulness e autocompaixão são recursos que nos dão a segurança necessária para enfrentarmos experiências difíceis com menos resistência. Imagine como você se sentiria se estivesse sobrecarregado e um amigo entrasse na sala, lhe desse um abraço, sentasse ao seu lado, ouvisse o seu problema e então o ajudasse a elaborar um plano de ação. Felizmente, esse amigo consciente e compassivo pode ser você mesmo. Isso começa com você se abrindo ao que é, sem resistência.

Considerando que *mindfulness* é um componente essencial da autocompaixão, é importante fazer a pergunta: "Como *mindfulness* e autocompaixão se relacionam uma com a outra?". Elas são a mesma coisa ou são diferentes?

Segundo nosso ponto de vista, embora as duas estejam intimamente relacionadas, existem algumas diferenças:

- *Mindfulness* foca principalmente na aceitação da *experiência*. Autocompaixão foca mais em cuidar de quem vivencia a *experiência*.

- *Mindfulness* pergunta: "O que eu estou *vivenciando* neste momento?". Autocompaixão pergunta: "Do que eu *preciso* neste momento?".

- *Mindfulness* diz: "*Sinta* seu sofrimento com ampla consciência". Autocompaixão diz: "*Seja bondoso consigo mesmo* quando sofrer".

Apesar das diferenças, tanto *mindfulness* quanto autocompaixão nos permitem viver com *menos resistência* em relação a nós mesmos e a nossas vidas. O paradoxo central do treinamento em autocompaixão consciente pode ser resumido assim:

Quando temos dificuldades, damos a nós mesmos compaixão não para nos sentirmos melhor, mas porque nos sentimos mal.

Em outras palavras, não podemos simplesmente oferecer autocompaixão para nós mesmos como uma forma de fazer a dor passar. Se fizermos isso, estaremos nos engajando em uma forma oculta de resistência que estará simplesmente piorando as coisas. Entretanto, se pudermos aceitar integralmente que as coisas *são* dolorosas e formos bondosos com nós mesmos *porque* elas são dolorosas, poderemos estar com a dor com maior facilidade. Precisamos de *mindfulness* para garantir que a autocompaixão não seja usada a serviço da resistência e precisamos de autocompaixão para nos sentirmos suficientemente seguros e protegidos para nos abrirmos plenamente às experiências difíceis. Juntas, elas formam uma bela dança.

Depois de praticar uma conversa consigo mesma de forma compassiva durante alguns meses, Rafaella aprendeu a se segurar e a suportar sua ansiedade com mindfulness e autocompaixão em vez de lutar contra a experiência. Quando ficava ansiosa ou com um pouco de pânico, seu diálogo interno era mais ou menos assim, falado por uma parte sua que era compassiva: "Sei que você se sente muito assustada neste momento. Eu gostaria que as coisas não fossem tão difíceis, mas elas são. Sei que está com um nó na garganta e que sente tonturas. Eu me preocupo com você e estou aqui com você. Você não está sozinha. Nós vamos superar isso". Com uma nova voz interna mais compassiva, os ataques de pânico de Rafaella retrocederam, e ela descobriu que era muito mais capaz de trabalhar a sua ansiedade do que se dava conta.

EXERCÍCIO

O Cubo de Gelo

Este exercício é uma oportunidade de experienciar resistência em tempo real, bem como o que pode acontecer quando aplicamos *mindfulness* e compaixão à experiência de resistência. Leia as instruções e decida se este é um bom momento para você experimentá-lo.

- O exercício deve ser conduzido ao ar livre ou sobre um piso à prova d'água. (Pessoas com doença de Raynaud são aconselhadas a não fazer este exercício.)
- Pegue um ou dois cubos de gelo no *freezer* e segure-os com a mão fechada pelo máximo de tempo possível. Continue segurando-os.
- Depois de alguns minutos, observe os pensamentos que vêm à sua mente (p. ex., isso vai me machucar, não consigo suportar isso, as pessoas que criaram este exercício são cruéis!). Isso é *resistência*.
- Agora, preste muita atenção ao que você está experienciando, momento a momento. Por exemplo, sinta a *sensação* do frio como simplesmente frio. Se as sensações de dor estiverem fazendo seu braço pulsar, sinta as pulsações como pulsações. Observe suas emoções, tais como medo, como simplesmente medo. Observe algum impulso para a ação que possa estar surgindo, como largar o gelo e abrir a palma da mão para aliviar o frio. Permita-se estar consciente dos seus impulsos como simplesmente impulsos. Isso é *mindfulness*.
- Agora, vamos acrescentar um pouco de *bondade* a essa mistura. Por exemplo, permita-se ser confortado pelo pensamento de que este exercício dói, mas não é prejudicial. Você pode dar um longo suspiro de alívio... *ahhhhh*. Se você observar algum desconforto na mão, talvez possa acrescentar um som de sensibilidade... *awwww*. Avalie sua mão para alertá-lo para a sensação de dor. Além disso, acene com a cabeça para si mesmo em sinal de respeito ou admiração por suportar este exercício para aprender algo novo. Foi preciso coragem.
- Agora você pode finalmente largar o cubo de gelo!

REFLEXÃO

O que você observou enquanto estava realizando essa prática? O que veio à sua mente? *Mindfulness* ou autobondade mudaram a sua experiência de alguma maneira?

Para muitas pessoas, esse exercício mostra o quanto a resistência pode amplificar a dor. Também ilustra que, quando aceitamos conscientemente a nossa dor e oferecemos bondade a nós mesmos porque dói, nosso sofrimento pode diminuir. No entanto, se você não conseguiu abandonar sua resistência natural ao frio do cubo de gelo, não se culpe. Sua resistência provém do seu desejo natural de estar seguro. Mas dentro de você também reside a capacidade de se sentir seguro por meio do autocuidado, do apoio e do conforto. Você pode apenas precisar ser um pouco paciente enquanto trabalha para ajustar suas reações automáticas.

EXERCÍCIO

Como Eu me Causo Sofrimento Desnecessário?

- Pense em uma situação atual na sua vida em que você percebe que resistir à realidade de alguma coisa dolorosa está lhe causando um sofrimento desnecessário e pode, na verdade, estar tornando as coisas ainda piores do que elas precisam ser (p. ex., procrastinando um grande projeto, ressentindo-se com alguma coisa sobre o seu trabalho atual, tendo raiva do cachorro do vizinho que está sempre latindo). Então escreva.

_____
_____
_____
_____
_____
_____
_____
_____
_____

- *Como você sabe que está resistindo?* Há algum desconforto no corpo ou na mente? Consegue descrevê-lo?

_____
_____
_____
_____
_____
_____
_____
_____
_____

- *Quais são as consequências de resistir?* Por exemplo, em que aspectos a sua vida seria mais fácil se você parasse de resistir ou pelo menos resistisse um pouco menos?

- *Você consegue identificar que a resistência está lhe sendo útil de alguma maneira?* Talvez a resistência o esteja ajudando a não estar certo quanto a sentimentos que poderiam ser devastadores. Se surgirem sentimentos difíceis, seja bondoso consigo mesmo. Honre sua resistência, sabendo que algumas vezes ela possibilita que você funcione no mundo.

- *Agora reflita sobre como* mindfulness *ou autocompaixão poderia ajudar a diminuir a sua resistência nessa situação.* Validar a dor ("Isso é difícil") e deixá-la entrar em sua vida ("abrindo mão do medo") tornaria as coisas mais fáceis ou difíceis? Ou oferecer a si mesmo um pouco de compreensão ("Não é sua culpa") ou lembrar-se da humanidade compartilhada ("É assim que as pessoas se sentem nessas situações") lhe traz algum alívio?

_____

_____

_____

_____

_____

_____

_____

REFLEXÃO

Algumas pessoas se sentem um pouco vulneráveis depois de fazer esse exercício. Abandonar a sua resistência significa se abrir para a dor, e é difícil se abrir para a dor. Pode exigir o reconhecimento de que frequentemente não temos controle sobre os acontecimentos das nossas vidas tanto quanto gostaríamos. É aí que precisamos dar a nós mesmos muita bondade e compaixão. Se você estiver se sentindo perturbado depois de realizar esse exercício, tente colocar a mão sobre o coração ou algum outro lugar calmante e diga algumas palavras de apoio a si mesmo. O que você diria a um amigo que estivesse sentindo o que você está sentindo no momento? Consegue tentar dizer alguma coisa parecida para si mesmo?

PRÁTICA INFORMAL

Percebendo a Resistência

Como resistir à dor é tão natural e automático (até mesmo uma ameba irá se afastar de uma toxina em uma placa de Petry), a maior parte da nossa resistência passa despercebida. Uma prática muito útil, por essa razão, é simplesmente dar-se conta de que se está resistindo e rotular quando isso acontece.

Durante a próxima semana, veja se consegue observar alguns pequenos momentos em que você está resistindo a alguma coisa desagradável (não quer ir à sua aula de aeróbica na terça-feira à noite, o elevador está quebrado e você tem que usar as escadas mais uma vez, seu filho adolescente deixou os pratos sujos sobre o balcão para você lavar, etc.). Quando você notar que a resistência está acontecendo, simplesmente use um tom de voz neutro e objetivo para rotulá-la: "Resistência". "Este é um momento de resistência."

Quanto mais pudermos perceber quando estamos resistindo, menos tensão e estresse desnecessários iremos permitir que entrem em nossas vidas, e melhores serão as nossas chances de nos comportarmos de forma inteligente em situações difíceis.

BACKDRAFT

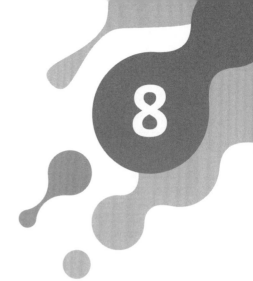

Backdraft refere-se à dor – frequentemente uma dor muito antiga – que pode surgir quando damos a nós mesmos bondade e compaixão. A experiência de *backdraft* pode ser confusa para algumas pessoas, mas ela é uma parte essencial do processo de transformação – dores do crescimento.

Backdraft é um termo que os bombeiros usam para o que acontece quando o fogo usou todo o oxigênio disponível e oxigênio novo é introduzido através de uma janela ou porta aberta. O ar entra rapidamente, e as chamas saem rapidamente. Um efeito semelhante pode ocorrer quando abrimos a porta do nosso coração com autocompaixão. A maior parte do nosso coração está quente com o sofrimento acumulado durante uma vida inteira. Para funcionarmos em nossas vidas, precisamos excluir experiências estressantes ou dolorosas para nos protegermos. Isso significa que, quando abrimos a porta do nosso coração e o ar fresco da autocompaixão flui para dentro, é provável que saiam antigas dores e medos. Isso é *backdraft*.

> *Chad se sentiu encorajado com suas duas primeiras aulas de compaixão, mas então começou a duvidar que estava fazendo da forma certa. Sempre que colocava as mãos sobre o coração e tentava falar gentilmente consigo mesmo, ele se sentia enjoado, ansioso e com falta de ar. "O que há de errado comigo?", Chad se perguntava. "Isso não deveria fazer eu me sentir melhor?"*

É importante perceber que o desconforto do *backdraft* não é *criado* pela prática da autocompaixão. Não estamos fazendo nada de errado quando experimentamos *backdraft*. Na verdade, esse é um sinal de que estamos fazendo corretamente, estamos começando a abrir a porta do nosso coração. Inicialmente, no entanto, podemos reexperimentar uma dor antiga quando ela começa a ser liberada. Esse é um processo natural, e não há nada com o que se preocupar.

> *Backdraft* é um sinal de que o processo de cura começou.

Como Reconhecemos o *Backdraft*?

O *backdraft* pode se apresentar como um tipo de inquietação emocional, mental ou física. Por exemplo:

- *Emocionalmente* – vergonha, pesar, medo, tristeza
- *Mentalmente* – pensamentos como: "Estou totalmente sozinho", "Eu sou um fracasso", "Não tenho valor"
- *Fisicamente* – memórias corporais, ânsia, mal-estar, dor

Com frequência, a inquietação surge do nada, e podemos não entender por que aquilo está acontecendo. Lágrimas podem aparecer enquanto meditamos, assim como raiva ou uma sensação de medo e vulnerabilidade. Pode ser desencadeada toda uma cadeia de reações quando nos esforçamos para não sentir *backdraft*. Por exemplo, podemos entrar em nossas mentes (intelectualizar), ficar agitados, retraídos, isolados ou criticar a nós mesmos e aos outros. Todas essas reações podem (e devem) ser respeitadas com bondade e compaixão. O importante é não nos deixarmos ficar sobrecarregados com sentimentos de *backdraft*, mas nos permitirmos abrir a porta de nossos corações lentamente.

Você precisa ser autocompassivo sempre que surgir *backdraft*, permitindo-se andar no seu próprio ritmo.

O QUE PODEMOS FAZER EM RELAÇÃO AO *BACKDRAFT*?

Você pode começar se perguntando: "Do que eu preciso neste momento?" – especialmente "Do que eu preciso para me sentir *seguro*?". Em seguida, dependendo do que lhe parecer adequado, pode considerar uma das estratégias a seguir:

> Pergunte a si mesmo: "Do que eu preciso para me sentir seguro neste momento?".

Pratique *Mindfulness* para Regular a Atenção

◊ Rotule a experiência como *backdraft* – "Oh, isso é '*backdraft*'" – no tom que você usaria com um amigo querido.

◊ Nomeie sua emoção mais forte e valide-a para si mesmo de uma forma compassiva ("Ah, isso é tristeza").

◊ Explore onde a emoção reside fisicamente no seu corpo, talvez como tensão no estômago ou um vazio no coração, e dê a essa parte do seu corpo um toque calmante e apoiador.

◊ Redirecione sua atenção para um foco neutro dentro do seu corpo (p. ex., a respiração) ou para um objeto no mundo exterior (p. ex., sons ambientais, sua pedra do aqui-e-agora – veja o Capítulo 6). Quanto mais longe do seu corpo você direcionar sua atenção, mais fácil será.

◊ Sinta as solas dos pés (veja a seguir).

Refugie-se em Atividades Comuns

• Você pode sentir a necessidade de ancorar sua consciência em alguma atividade cotidiana, como lavar pratos, dar uma caminhada, tomar banho ou fazer exercícios. Se achar a atividade agradável ou gratificante para os seus sentidos (olfato, paladar, tato, audição, visão), permita-se saboreá-la. (Veja "*Mindfulness* na Vida Diária", Capítulo 6.)

• Ou você pode sentir a necessidade de se confortar, acalmar ou apoiar de uma maneira prática e comportamental, como bebendo uma xícara de chá ou tomando um banho quente ouvindo música ou brincando com o seu cão. (Veja "Autocompaixão na Vida Diária", adiante.)

• Se você precisar de mais ajuda, faça uso do seu sistema de apoio pessoal (amigos, família, terapeutas, professores) para obter o que precisa.

Depois que Chad aprendeu sobre backdraft, *não ficou tão perturbado quando isso aconteceu. Quando a ansiedade surgiu, ele disse a si mesmo: "Oh, isso é* backdraft; *é normal". Ele até mesmo sabia a origem do seu* backdraft. *Sua mãe bebia um pouco demais durante a infância dele e, embora geralmente fosse amorosa e cuidadora, às vezes ela estourava com ele e ficava irritada sem razão. Ele aprendeu, quando criança, que não podia contar completamente com o amor e o apoio da mãe – isso dependia, em parte, da quantidade de vinho que ela havia bebido. Ele percebeu que, quando dava amor e apoio a si mesmo, antigos sentimentos de insegurança vinham à tona. Às vezes, apenas rotular era suficiente para impedir que ficasse ansioso e com falta de ar. Em outros momentos, o* backdraft *era mais forte, e Chad sabia que a coisa mais bondosa a fazer era desviar. "Deixe-me tentar apenas sentir as solas dos pés. Isso me ajuda a me sentir alicerçado." Ocasionalmente, Chad se sentia sobrecarregado por emoções mais intensas – medo e revolta – e sabia como interromper a prática por algum tempo e fazer alguma coisa comum e agradável, como dar uma volta de bicicleta* na praia. Mais tarde, quando Chad se sentia melhor, ele retomava suas práticas intencionais de autocompaixão, como colocar a mão sobre o coração de uma forma curiosa e exploratória, sem a expectativa de se sentir de alguma forma em particular.

PRÁTICA INFORMAL

Sentindo as Solas dos Pés

Esta prática é concebida para estabilizá-lo e alicerçá-lo quando você estiver experimentando emoções devastadoras ou *backdraft*. Pesquisas mostram que esta prática pode ajudar a regular emoções fortes como a raiva.

- Levante-se e sinta as solas dos pés apoiadas no chão. Isso pode ser feito com ou sem sapatos.
- Comece a observar as sensações – o sentido do tato nas solas dos pés sobre o chão.
- Para sentir melhor a sensação nas solas dos pés, tente suavemente balançar para a frente e para trás apoiado nos pés e de um lado para o outro. Tente fazer pequenos círculos com os joelhos, sentindo como mudam as sensações nas solas dos pés.
- Quando a mente tiver se dispersado, apenas sinta as solas dos pés novamente.
- Agora comece a caminhar, lentamente, observando a mudança nas sensações nas solas dos pés. Observe a sensação de levantar um pé, dar um passo à frente e colocar o pé no chão. Agora, faça a mesma coisa com o outro pé. E, então, um pé depois do outro.
- Enquanto caminha, aprecie o quanto é pequena a área da superfície de cada pé e como seus pés apoiam seu corpo inteiro. Se quiser, permita-se ter um momento de gratidão pelo trabalho duro que seus pés estão fazendo, o que normalmente subestimamos.
- Continue a caminhar, lentamente, sentindo as solas dos pés.
- Agora, volte a ficar de pé novamente e expanda a sua consciência para seu corpo inteiro, permitindo-se sentir o que você estiver sentindo e deixando-se ser apenas como você é.

REFLEXÃO

O que você observou enquanto estava realizando essa prática? O que veio à sua mente?

Há muitos motivos para que essa prática seja tão efetiva quando você está se sentindo emocionalmente sobrecarregado. Antes de qualquer coisa, sua atenção está focada nas solas dos pés – o mais longe possível da sua cabeça (onde reside o enredo do que está acontecendo). Além disso, sentir esse ponto de contato com a terra pode ajudá-lo a se sentir apoiado e alicerçado, literalmente. Você poderá tirar os sapatos e realizar essa prática sobre a grama, quando possível, para que a conexão com a terra possa ser sentida de forma ainda mais palpável. Sinta-se à vontade para praticar "sentindo as solas dos pés" sempre que surgirem emoções difíceis – na fila do posto de controle de segurança do aeroporto, andando pelo corredor no trabalho, etc.

PRÁTICA INFORMAL

Autocompaixão na Vida Diária

- É importante lembrar que você já sabe como ser autocompassivo. Você não teria vivido tanto se não conseguisse cuidar de si mesmo. Autocuidado em meio a dificuldades é autocompaixão – uma resposta bondosa ao sofrimento. Portanto, qualquer um pode aprender autocompaixão.
- Autocompaixão é muito mais do que treinar a mente. Autocompaixão *comportamental* é uma forma segura e efetiva de praticar a autocompaixão. Ela ancora a prática da autocompaixão em atividades comuns da vida diária.
- Se você achar que está experimentando muito *backdraft* quando pratica autocompaixão de formas explícitas (como dar a si mesmo um toque calmante), pode encontrar formas mais comuns de praticar autocompaixão que lhe pareçam mais seguras.
- Preencha esta lista das formas como você já cuida de si mesmo, pensando em algumas novas possibilidades que possa acrescentar ao seu repertório.
- Tente realizar alguma destas atividades como uma forma de ser bondoso consigo mesmo em um momento de dificuldade.

FISICAMENTE – SUAVIZE O CORPO

Como você se cuida fisicamente (p. ex., exercícios, massagem, banho quente, xícara de chá)?

_____
_____
_____
_____

Você consegue pensar em novas formas de liberar a tensão e o estresse que se desenvolvem no seu corpo?

_____
_____
_____
_____

MENTALMENTE – REDUZA A AGITAÇÃO

Como você cuida da sua mente, especialmente quando está sob estresse (p. ex., medita, assiste a um filme engraçado, lê um livro inspirador)?

Há alguma nova estratégia que gostaria de experimentar para permitir aos seus pensamentos irem e virem com mais facilidade?

EMOCIONALMENTE – ACALME-SE E CONFORTE-SE

Como você se cuida emocionalmente (brinca com o cachorro, escreve um diário, cozinha)?

Há alguma coisa nova que gostaria de experimentar?

RELACIONALMENTE – CONECTE-SE COM OS OUTROS

Como ou quando você se relaciona com os outros de alguma forma que lhe traga felicidade genuína (p. ex., encontra-se com os amigos, envia um cartão de aniversário, joga
um jogo)?

Há alguma forma como você gostaria de enriquecer essas conexões?

ESPIRITUALMENTE – COMPROMETA-SE COM SEUS VALORES

O que você faz para se cuidar espiritualmente (reza, anda pelo bosque, ajuda outras pessoas)?

Há alguma outra coisa que gostaria de lembrar-se de fazer para ajudar a alimentar seu
lado espiritual?

DESENVOLVENDO BONDADE-AMOROSA

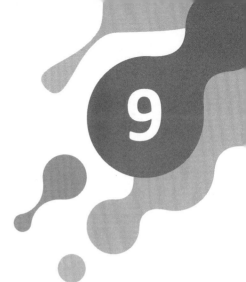

Além de aprendermos a aprofundar nossa prática da autocompaixão, é importante desenvolver sentimentos de bondade-amorosa em relação a nós mesmos de um modo mais geral. *Bondade-amorosa* é a tradução em português do termo *Pali metta*, que também é traduzido como "simpatia".

Em que aspectos compaixão e bondade-amorosa são diferentes? Compaixão pode ser definida como "sensibilidade à dor ou ao sofrimento do outro, associada a um profundo desejo de aliviar esse sofrimento". Autocompaixão é simplesmente compaixão direcionada para si mesmo – compaixão *interna*. Bondade-amorosa implica sentimentos gerais de simpatia em relação a si e aos outros e não envolve necessariamente sofrimento. É importante que cultivemos uma atitude amistosa em relação a nós mesmos, inclusive quando as coisas estão indo bem.

Segundo Dalai Lama, bondade-amorosa é "o desejo de que todos os seres sencientes possam ser *felizes*". Compaixão é "o desejo de que todos os seres sencientes possam estar *livres do sofrimento*". Um professor de meditação de Mianmar disse desta maneira: "Quando o raio de sol da bondade-amorosa encontra as lágrimas do sofrimento, surge o arco-íris da compaixão".

> Quando a bondade-amorosa se choca com o sofrimento e permanece amorosa, ela se transforma em compaixão. Ambas são expressões da boa vontade.

Metta (amor destinado a ir em auxílio dos outros) pode ser desenvolvido em uma prática denominada *meditação da bondade-amorosa*. Nessa prática, aquele que medita pensa em uma pessoa em particular, visualiza a pessoa e, silenciosamente, repete uma série de frases concebidas para evocar sentimentos de boa vontade em relação a essa pessoa. Exemplos de frases comuns são: "Que você possa ser feliz", "Que você possa estar em paz", "Que você possa ser saudável", "Que você possa viver com tranquilidade". As frases podem ser vistas como desejos amistosos ou boas intenções.

Tipicamente, aqueles que meditam começam direcionando as frases para si mesmos, depois direcionam as frases de boa vontade para um mentor ou benfeitor, em seguida a alguém que eles sentem como neutro e, então, alguém em relação a quem têm sentimentos difíceis; por fim, a ideia é expandir o círculo de bondade-amorosa para incluir todos os seres sencientes. As boas intenções cultivadas pela bondade-amorosa levam a um diálogo interno mais apoiador e a um melhor estado de humor. Pesquisas mostram que a meditação da bondade-amorosa "depende da dose" – quanto mais você faz, mais poderosos são os efeitos. Um dos principais benefícios da meditação da bondade-amorosa é a redução de emoções negativas como ansiedade e depressão e o aumento de emoções positivas como felicidade e alegria.

Algumas pessoas têm dificuldades com a meditação da bondade-amorosa porque acham o processo de repetição das frases desajeitado ou embaraçoso, ou descontinuam a prática porque as frases parecem robotizadas ou não autênticas. Se você tiver essa experiência, não se preocupe. Uma história da tradição judaica ilustra como a prática funciona:

> Um discípulo pergunta ao rabino: "Por que o Torá nos diz para 'colocar estas palavras sobre os nossos corações'? Por que ele não nos diz para colocar estas palavras sagradas dentro dos nossos corações?".
>
> O rabino responde: "É porque da forma como somos, nossos corações estão fechados, e não conseguimos colocar as palavras sagradas nos nossos corações. Então nós as colocamos sobre os nossos corações, e ali elas permanecem até que, um dia, o coração se rompa e as palavras caiam dentro dele".

MEDITAÇÃO

Bondade-Amorosa para uma Pessoa Amada

Tradicionalmente, a meditação da bondade-amorosa começa com a bondade voltada para nós mesmos. "Ame o próximo como (você ama) a si mesmo." Nos tempos modernos, nós invertemos a ordem, começando por outra pessoa a quem naturalmente amamos e depois nos esgueiramos para nós mesmos. Muitas pessoas usam essa variante da meditação da bondade-amorosa como sua prática de meditação principal. (Uma gravação com orientações sobre essa meditação pode ser encontrada *on-line* [em inglês] em www.guilford.com/neff-materials.)

- Acomode-se em uma posição confortável, sentado ou deitado. Se quiser, coloque uma mão sobre o coração ou outro local que seja calmante como um lembrete para trazer não só consciência, mas consciência amorosa para a sua experiência e para você mesmo.

Um Ser Vivo que Faz Você Sorrir

- Traga à mente uma pessoa ou outro ser vivo que naturalmente faz você sorrir – alguém com quem tenha um relacionamento fácil e descomplicado. Pode ser um filho, sua avó, seu gato ou cachorro – qualquer um que naturalmente traga felicidade para o seu coração. Se surgirem na sua mente muitas pessoas ou outros seres vivos, escolha apenas um.
- Deixe-se sentir como quando está na presença desse ser. Permita-se desfrutar da boa companhia. Crie uma imagem vívida desse ser na sua imaginação.

Que Você Possa...

- Agora, reconheça como esse ser deseja ser feliz e livre de sofrimento, assim como você e todos os outros seres vivos. Repita silenciosamente, sentindo a importância das suas palavras:
    - Que você possa ser feliz.
    - Que você possa estar em paz.
    - Que você possa ser saudável.
    - Que você possa viver com tranquilidade.

    (Repita várias vezes, lenta e suavemente.)

Manual de *mindfulness* e autocompaixão **63**

- Você poderá usar suas próprias frases se tiver algumas com as quais normalmente trabalha ou continuar a repetir essas frases.
- Quando notar que a sua mente se dispersou, retorne às palavras e à imagem do ser amado que você tem em mente. Saboreie os sentimentos amorosos que surgirem. Use o tempo de que precisar.

Que Você e Eu (Nós) Possamos...

- Agora, acrescente *você* ao seu círculo de boa vontade. Crie uma imagem de si mesmo na presença do seu ser amado, visualizando vocês dois juntos.
  - Que você e eu possamos ser felizes.
  - Que você e eu possamos estar em paz.
  - Que você e eu possamos ser saudáveis.
  - Que você e eu possamos viver com tranquilidade.

  (Repita várias vezes usando "nós" em vez de "você e eu", se preferir.)
- Agora, libere-se da imagem do outro, talvez agradecendo ao seu ser amado antes de seguir em frente e, então, deixando todo o foco da sua atenção repousar diretamente em você.

Que Eu Possa...

- Coloque a mão sobre o coração, ou em outro lugar, e sinta o calor e a pressão suave da sua mão. Visualize seu corpo inteiro na sua imaginação, observando qualquer estresse ou inquietação que possa estar persistindo dentro de você e oferecendo a si mesmo as frases.
  - Que eu possa ser feliz.
  - Que eu possa estar em paz.
  - Que eu possa ser saudável.
  - Que eu possa viver com tranquilidade.

  (Repita várias vezes, com cordialidade.)
- Por fim, respire algumas vezes e simplesmente repouse em silêncio em seu próprio corpo, aceitando seja qual for a sua experiência, exatamente como ela é.

REFLEXÃO

O que você observou durante essa meditação? O que lhe ocorreu? Foi mais fácil sentir bondade-amorosa pelo seu ser amado do que por você mesmo? Como foi direcionar os sentimentos de bondade-amorosa para vocês dois? Houve algum aspecto desafiador nessa meditação?

É comum que as pessoas achem muito mais fácil sentir bondade-amorosa por um ser amado do que por elas mesmas. Nessa meditação, começamos por uma pessoa fácil para ativar a energia da bondade-amorosa e, então, "nos aconchegamos" para manter o fluxo da bondade-amorosa seguindo em direção a uma pessoa mais difícil – nós mesmos.

No entanto, muitas pessoas ainda têm dificuldades com a meditação da bondade-amorosa. As frases simplesmente não soam como verdadeiras, ou talvez palavras como "Que eu possa" soem estranhas ou pareçam desconfortáveis. No próximo capítulo, iremos ajudá-lo a descobrir frases de bondade-amorosa que pareçam mais significativas e autênticas para você.

PRÁTICA INFORMAL

Caminhando com Bondade-Amorosa

Podemos praticar a atitude de bondade-amorosa ao longo do dia direcionando frases de boa vontade a nós mesmos ou a qualquer um que encontremos. Nota: Esta prática informal usa o ato de caminhar para alicerçar a nossa consciência, mas as pessoas que se movem usando uma cadeira de rodas ou outro aparelho podem usar qualquer ponto de contato corporal como substituto para a sensação de caminhar.

- Sempre que estiver ao ar livre caminhando pela rua, ou em um lugar movimentado, como um *shopping center*, você pode tentar esta prática.
- Primeiro, preste atenção aos seus pés enquanto caminha, observando as sensações nos pés e nas pernas (não é necessário andar devagar).
- Enquanto caminha, comece a repetir silenciosamente a frase: "Que eu possa ser feliz e livre de sofrimento".
- Então, quando notar ou passar por outra pessoa, silenciosamente ofereça a ela uma frase bondosa, como "Que você possa ser feliz e livre de sofrimento", vendo se consegue também se conectar com essa pessoa com algum carinho ou boa vontade.
- Se parecer seguro e apropriado, você pode tentar acenar com a cabeça ou dar um leve sorriso para a pessoa que encontrar, repetindo silenciosamente: "Que você possa ser feliz e livre de sofrimento".
- Sempre que se sentir distraído ou desconfortável, apenas redirecione a sua atenção para as sensações em seus pés e pernas e diga a si mesmo: "Que eu possa ser feliz e livre de sofrimento". E, quando for o momento certo, volte sua atenção para os outros.
- Por fim, veja se consegue expandir seus desejos amistosos para incluir todos dentro do seu campo de visão – todos os seres vivos –, e não se esqueça de si mesmo! Repita silenciosamente: "*Que todos os seres* possam ser felizes e livres de sofrimento".

REFLEXÃO

O que você observou enquanto estava realizando essa prática? Suas percepções de outras pessoas mudaram? As reações delas em relação a você mudaram?

Essa prática pode ser uma forma poderosa de gerar um sentimento de conexão com todos os seres. Ela pode ser usada em uma loja ou restaurante, durante o trajeto para o trabalho de carro ou de trem – qualquer lugar em que estivermos e houver outras pessoas.

Se a frase "Que eu/você possa ser feliz e livre de sofrimento" não evoca sentimentos genuínos de bondade e compaixão dentro de você, espere para realizar essa prática depois que conseguir descobrir suas próprias frases autênticas com a leitura do próximo capítulo.

BONDADE-AMOROSA POR NÓS MESMOS

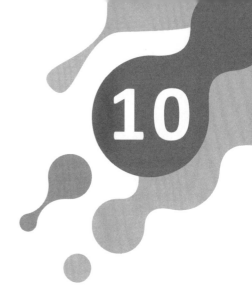

Para experimentar os benefícios da meditação da bondade-amorosa, algumas vezes é necessário personalizar a prática. O propósito deste capítulo, portanto, é ajudá-lo a encontrar frases de bondade-amorosa que realmente tenham um significado para você. Uma chave única que possa destrancar a porta do seu coração.

> Os benefícios da meditação da bondade-amorosa chegam até nós quando personalizamos a prática.

Ushi era uma dedicada praticante de meditação e já vinha realizando a prática da bondade-amorosa havia anos – desde que aprendeu com um de seus professores favoritos em um retiro. No entanto, ela tinha um segredo. Sempre que dizia suas frases de bondade-amorosa, não sentia nada, como se fosse um robô repetindo palavras mecanicamente sem um sentimento sequer. Ela suspeitava que talvez simplesmente não tivesse o temperamento certo para sentir bondade-amorosa.

Muitas das frases tradicionais usadas na meditação têm sido transmitidas por séculos, portanto não causa surpresa que possa ser um pouco difícil conectar-se com elas. Por essa razão, é importante encontrar frases de bondade-amorosa que tenham ressonância para você. Isso é especialmente verdadeiro quando queremos gerar sentimentos de bondade-amorosa para nós mesmos – eles devem parecer autênticos para que causem impacto.

Encontrar frases é como escrever poesia, que pode ser descrita como encontrar palavras para expressar alguma coisa que não pode ser colocada em palavras. Nosso objetivo é encontrar uma linguagem que evoque a energia ou atitude de bondade-amorosa e compaixão.

Assim como a respiração pode ser uma âncora para a meditação, as frases de bondade-amorosa também podem ancorar nossa consciência. O aspecto calmante da meditação provém da concentração; portanto, você pode se fixar em duas a quatro frases que gostaria de usar repetidamente, as quais irão dar suporte ao aspecto de concentração da meditação. No entanto, as frases de bondade-amorosa também podem ser usadas na vida diária, como vimos na prática de Caminhando com Bondade-Amorosa (veja o Capítulo 9). Você pode ser mais flexível com as frases que usa na vida diária, mudando as coisas de acordo com o que parecer certo no momento.

Existem algumas diretrizes para encontrar frases de bondade-amorosa que sejam profundamente significativas para você:

- As frases devem ser *simples, claras, autênticas* e *bondosas*. Quando oferecermos a nós mesmos uma frase de bondade-amorosa, não deve haver discussão na mente, apenas gratidão como resposta a ela: "Oh, obrigado! Obrigado".
- Você não precisa usar frases do tipo "Que eu possa" se elas lhe parecerem estranhas, ou como se estivesse implorando. As frases de bondade-amorosa expressam *desejos verdadeiros*. "Que eu possa" é simplesmente um

convite a *inclinar o coração* em uma direção positiva. Significa: "Que isso possa ser assim", "Se todas as condições permitirem que seja assim, então...". As frases de bondade-amorosa são como bênçãos.

- As frases *não são afirmações positivas* (p. ex., "Estou me tornando mais saudável a cada dia"). Estamos simplesmente cultivando boas intenções, e não fingindo que as coisas são diferentes do que são.
- As frases são concebidas para evocar *boa vontade, não bons sentimentos*. Uma razão comum para dificuldades com a meditação da bondade-amorosa é que temos expectativas sobre como devemos nos sentir. A prática da bondade-amorosa não muda diretamente nossas emoções. No entanto, bons *sentimentos* são um derivado inevitável da *boa vontade*.
- *As frases devem ser mais gerais*. Por exemplo, "Que eu possa ser saudável" em vez de "Que eu possa me livrar do diabetes".
- As frases devem ser *ditas lentamente*: não há pressa – a maioria das frases ditas no tempo mais curto não vence a corrida!
- As frases devem ser ditas calorosamente, como se você estivesse cochichando no ouvido de alguém que ama verdadeiramente. O que mais importa é a *atitude* por trás das frases.
- Por fim, você pode se dirigir a si mesmo como "eu", "você" ou usar o seu nome próprio ("George"). Também pode usar um termo carinhoso, como "meu amor" ou "querido". Dirigir-se a si mesmo dessa maneira apoia a atitude de bondade e compaixão.

Do que Eu Preciso?

Uma forma de encontrar frases autênticas e significativas é focar na questão central do treinamento em autocompaixão: "Do que eu preciso?".

O que é uma *necessidade* e qual é a diferença entre necessidades e desejos? *Desejos* são pessoais e surgem do pescoço para cima – na cabeça. Eles são infinitos, tais como o desejo de uma marca especial de café ou de um carro extravagante. As *necessidades* são mais universais e se originam (metaforicamente) do pescoço para baixo. Exemplos de necessidades humanas são a necessidade de ser aceito, validado, visto, ouvido, protegido, amado, conhecido, estimado, conectado ou respeitado. Existem outras necessidades que ainda são universais, mas talvez menos relacionais, como a necessidade de saúde, crescimento, liberdade, humor, integridade ou segurança. Descobrir do que verdadeiramente precisamos é a base para encontrar frases de bondade-amorosa genuinamente significativas para nós mesmos.

> As frases de bondade-amorosa devem focar na pergunta: "Do que eu preciso?".

Quando Ushi finalmente criou suas próprias frases de bondade-amorosa – enviando desejos para si mesma que falavam às suas necessidades mais profundas –, foi transformador. As três frases que ela estabeleceu foram: "Que eu possa ser corajosa. Que eu possa ser vista como realmente sou. Que eu possa viver com amor". Em vez de ela simplesmente repetir as palavras de forma mecânica, cada frase ecoava com significado para ela. Agora, na maioria das vezes em que Ushi pratica a meditação da bondade-amorosa, ela sente como se estivesse dando a si mesma um presente precioso e recebendo-o com o coração aberto e grato.

EXERCÍCIO

Encontrando Frases de Bondade-Amorosa

Este exercício é planejado para ajudar a descobrir frases de bondade-amorosa e compaixão que sejam profundamente significativas para você. Caso já tenha as frases e deseje continuar usando-as, tente este exercício como um experimento, e não pense que precise mudar suas frases.

DO QUE EU PRECISO?

- Para começar, coloque a mão sobre o coração, ou outro lugar, e sinta seu corpo respirar.
- Agora, reserve um momento e permita que seu coração se abra suavemente – se torne receptivo – como uma flor se abre sob o sol cálido.
- Então, faça a si mesmo esta pergunta, permitindo que a resposta surja naturalmente dentro de você:
    - "Do que eu preciso?" "Do que eu *verdadeiramente* preciso?"
    - Se essa necessidade não tiver sido atendida em determinado dia, seu dia não parece completo.
    - Deixe que a resposta seja uma necessidade humana *universal*, como a necessidade de estar *conectado, ser amado, estar em paz, livre*.
- Quando você estiver pronto, escreva as frases que vierem à mente.
- As palavras que você descobriu podem ser usadas na meditação exatamente como são, como um mantra, ou você pode reescrevê-las como desejos para si mesmo, tais como:
    - Que eu possa ser bondoso comigo mesmo.
    - Que eu possa começar a ser bondoso comigo mesmo.
    - Que eu possa saber o lugar a que pertenço.
    - Que eu possa viver em paz.
    - Que eu possa repousar no amor.

O QUE EU PRECISO OUVIR?

- Agora, considere uma segunda pergunta:
  - *O que eu preciso ouvir dos outros?* Que palavras anseio ouvir porque, como pessoa, eu realmente preciso ouvir palavras *como essas*? Abra a porta do seu coração e espere que as palavras venham.
  - *Se eu pudesse, que palavras gostaria que fossem cochichadas em meu ouvido* todos os dias pelo resto da minha vida – palavras que me fariam dizer: "Oh, obrigado, obrigado" cada vez que as ouvisse? Permita-se estar vulnerável e aberto a essa possibilidade, com coragem. Escute.
- Agora, quando estiver pronto, escreva o que ouviu.

- Se você ouviu muitas palavras, veja se consegue transformá-las em uma frase curta – *uma mensagem para você mesmo.*

As palavras que você escreveu também podem ser usadas na meditação da bondade- -amorosa assim como são, ou você pode reescrevê-las como desejos para si mesmo. Na verdade, as palavras que gostaríamos de ouvir dos outros repetidamente são *qua- lidades que gostaríamos de tornar reais* em nossas vidas. Por exemplo, o anseio de ouvir "Eu amo você" provavelmente significa que desejamos saber que somos verda- deiramente merecedores de ser amados. É por isso que precisamos ouvir as palavras várias vezes.

O QUE VOCÊ QUER SABER COM CERTEZA?

- Se quiser, você pode reestruturar as suas palavras como desejos para si mesmo. Por exemplo:
  - "Eu amo você" pode se transformar no desejo: "Que eu possa amar a mim mesmo assim como sou".
  - "Eu estou aqui para você" pode se transformar no desejo: "Que eu possa me sentir seguro e protegido".
  - "Você é uma boa pessoa" pode se transformar no desejo: "Que eu possa conhecer a minha própria bondade".

- Agora, reserve um momento para examinar o que você escreveu e estabeleça de duas a quatro palavras ou frases que gostaria de usar na meditação e, então, as escreva. Essas palavras ou frases são presentes que você dará a si mesmo muitas e muitas vezes.

_____

_____

_____

_____

- Reserve um momento para *memorizar* essas palavras ou frases.
- Por fim, experimente-as para ver como elas se encaixam. Comece dizendo suas frases várias vezes, lenta e gentilmente, *cochichando-as* no seu ouvido como se fosse no ouvido de uma pessoa amada. Talvez ouvir as palavras vindas de dentro possibilite que elas ecoem dentro de você. Permita que as palavras criem espaço, para *preencher o seu ser*.
- Então, gentilmente solte as frases e permita-se repousar na experiência, deixe a prática ser apenas o que foi, e permita que você seja simplesmente como é.
- Considere este exercício como apenas o começo de uma busca por frases que sejam as mais adequadas para você. Encontrar frases de bondade-amorosa é uma jornada comovente, uma jornada poética. Esperamos que você retorne a esse processo ("Do que eu preciso? O que eu anseio ouvir?") enquanto pratica a meditação da bondade-amorosa.

REFLEXÃO

O que você observou enquanto fazia esse exercício? Ficou surpreso com o que precisava? Como se sentiu em relação às frases que surgiram?

Como sabemos quando encontramos uma boa frase? Quando elas nos remetem ao sentimento de gratidão! Com gratidão não há mais anseio. Estamos completos. O coração está em paz. Pode levar algum tempo para encontrar frases que funcionem assim para você, mas o esforço vale a pena.

MEDITAÇÃO

Bondade-Amorosa para Nós Mesmos

Nesta meditação, você irá usar as frases que descobriu no exercício Encontrando Frases de Bondade-Amorosa. Revise suas frases e decida quais irá usar, em vez de usar o tempo de meditação para encontrar novas frases. (Uma gravação com orientações para esta meditação está disponível *on-line* [em inglês] em www.guilford.com/neff-materials.)

A Meditação da Bondade-Amorosa tem muitos elementos, e os praticantes, de modo geral, se esforçam demais para fazê-la corretamente. Para contrapor essa tendência, veja se você consegue abrir mão do desejo de sentir alguma coisa em particular durante a meditação. Apenas permita que as palavras façam todo o trabalho, de forma muito parecida como mergulhar em uma banheira de água morna e deixar que a água faça a sua mágica.

- Encontre uma posição confortável, sentado ou deitado. Feche os olhos, completa ou parcialmente. Respire profundamente algumas vezes para se instalar no seu corpo e no momento presente.
- Coloque a mão sobre o coração, ou em algum outro lugar que seja confortante e calmante, como um lembrete para trazer não só consciência, mas consciência *amorosa*, à sua experiência e a você mesmo.
- Depois de algum tempo, sinta sua respiração reverberar no seu corpo, onde quer que a perceba mais facilmente. Sinta o ritmo suave da sua respiração e, quando sua atenção se dispersar, repare no movimento suave da sua respiração mais uma vez.
- Agora, retire o foco da sua respiração, permita que ela passe para o plano de fundo da sua consciência e comece a oferecer a si mesmo as frases que lhe são mais significativas.
- Diga as palavras repetidamente, deixando que elas o envolvam – rodeando-o com palavras de amor e compaixão.
- Absorva as palavras, deixando que elas preencham o seu ser. Permita que elas ecoem em cada célula do seu corpo.
- Nada a fazer, nenhum lugar para ir. Apenas banhe-se com palavras bondosas, absorvendo-as – palavras que você precisa ouvir.
- Sempre que notar que a sua mente se dispersou, você pode renovar seus objetivos oferecendo a si mesmo um toque calmante ou simplesmente sentindo as sensações em seu corpo. Então, ofereça a si mesmo as palavras. Sinta-se em casa com a bondade.
- Por fim, solte-se das frases e repouse silenciosamente em seu próprio corpo.

REFLEXÃO

O que você observou enquanto estava fazendo essa meditação? Sentiu-se mais conectado com a prática usando frases personalizadas? Como está se sentindo agora?

Muitas pessoas acham que são capazes de sentir o significado das suas frases com mais facilidade depois de encontrar as palavras certas. No entanto, se a prática ainda parecer desconfortável, você pode tentar reduzir o número de palavras que está empregando. Talvez usando apenas algumas palavras, como "amor", "apoio", "aceitação" e outras semelhantes, parecerá mais natural. Jogue com isso até que encontre algo que funcione bem para você.

Essa é a segunda meditação principal do curso de MSC, portanto a experimente por cerca de 20 minutos por alguns dias seguidos para ver se funciona para você. Conforme mencionado anteriormente, recomendamos que faça uma combinação de prática formal (meditação) e informal (vida diária) por aproximadamente 30 minutos por dia.

E, se parecer que a meditação da bondade-amorosa nunca chega a ter eco para você, também não há problema. Existem muitas práticas e meditações diferentes neste livro para ajudá-lo a cultivar um relacionamento compassivo consigo mesmo. O mais importante é que você estabeleça a sua intenção de trazer mais bondade para sua vida de uma forma que lhe pareça ser a mais adequada.

MOTIVAÇÃO AUTOCOMPASSIVA

Um dos maiores bloqueios para a autocompaixão é a crença de que ela vai minar a nossa motivação. Temamos que, sendo bondosos conosco, não teremos o ímpeto necessário para fazer mudanças ou atingir nossos objetivos. O pensamento é: "Se eu for muito autocompassivo, não vou acabar ficando sentado o dia inteiro, navegando na internet e comendo 'porcarias'?". Bem, uma mãe compassiva que se importa com seu filho adolescente deixa-o fazer o que ele quer (como ficar sentado o dia inteiro, navegando na internet e comendo "porcarias")? É claro que não. Ela o manda ir para a escola, fazer seu dever de casa e ir para a cama na hora. Por que seria diferente para a *auto*compaixão?

> A autocompaixão não nos deixa preguiçosos.

E se a mãe quiser *motivar* seu filho a fazer as mudanças necessárias? Digamos que o seu filho adolescente chega da escola com uma nota baixa em matemática. Ela tem várias opções de como ajudá-lo a melhorar. Uma forma é a crítica severa: "Tenho vergonha de você. Você é um perdedor. Nunca vai conseguir nada". Isso faz você se retrair, não é? (No entanto, não dizemos algumas coisas muito negativas a nós mesmos quando falhamos ou nos sentimos inadequados?) E isso funciona? Talvez temporariamente. O menino pode se esforçar mais por algum tempo para escapar da fúria da mãe, mas, a longo prazo, ele sem dúvida vai perder a confiança na sua capacidade com a matemática e passar a ter medo do fracasso e irá evitar disciplinas de matemática avançada.

Bill era um engenheiro de computação altamente bem-sucedido no Vale do Silício. Tendo sido o melhor aluno da sua classe na Universidade de Berkeley, ele agora estava pensando em abrir seu próprio negócio, onde poderia criar softwares *interessantes e inovadores. A forma como Bill sempre se motivou para ter sucesso era com uma autocrítica incansável. Quando recebia um A- em uma prova na faculdade, ele se recriminava sem piedade. "Que tipo de perdedor você é? Se não for o melhor da sua classe, você é um fracasso. Deveria ter vergonha de não ter recebido um A." Ele ainda usava essa abordagem para se motivar quando adulto e realmente acreditava que se não fosse duro consigo mesmo se transformaria em um frouxo.*

Recentemente, Bill começou a ter ansiedade intensa sempre que tentava ir em frente com seu novo negócio. E se ele não tivesse sucesso? E se esse novo projeto provasse a todos que ele era um fracasso? Um impostor? Uma farsa? Bill se sentiu tão sobrecarregado com o custo do fracasso, e sua vida ficou tão infeliz, que ele só se sentia aliviado quando considerava a possibilidade de desistir do seu sonho.

Entretanto, existe outra forma para a mãe motivar seu filho, ajudá-lo a se recuperar do fracasso e ter sucesso – oferecendo-lhe compaixão. Por exemplo: "Oh, querido, você deve estar muito chateado. Venha aqui, deixe eu lhe abraçar. Você sabe que eu o amo, não importa o que aconteça". Isso transmite ao filho que ele é aceitável mesmo quando fracassa. Mas uma mãe compassiva não para por aí se ela realmente se importa com o bem-estar do filho. Há um componente de ação. Ela provavelmente irá acrescentar algo como: "Eu sei que você quer ir para a faculdade e, é claro, precisa se sair bem para isso. O que eu posso fazer para ajudar? Eu sei que você consegue se trabalhar duro. Eu acredito em você".

Esse tipo de encorajamento e apoio tem a chance de ser muito mais efetivo e duradouro a longo prazo. Pesquisas mostram que pessoas autocompassivas não só têm mais autoconfiança como também têm menos probabilidade de temer o fracasso e mais probabilidade de tentar novamente quando fracassam e de persistir em seus esforços para continuar aprendendo.

Mais ainda, é importante compreender *por que* nós nos criticamos. Isso dói demais, então por que o fazemos?

Conforme mencionado no Capítulo 4, a autocrítica está enraizada no sistema de ameaça-defesa. Em algum nível, nossa crítica interna está nos forçando a mudar para que fiquemos *seguros*. Por exemplo, por que iríamos nos criticar por estarmos fora de forma? Porque temos medo de que nosso corpo se desmantele e pare de funcionar adequadamente. Por que nos criticamos por procrastinar uma tarefa importante no trabalho? Para que não fracassemos, perdamos o emprego e nos tornemos sem-teto. Em algum nível, nossa crítica interna está constantemente tentando nos afastar dos perigos que podem nos causar danos. É claro que a crítica interna pode não ser nada útil – essa abordagem pode ser completamente contraproducente –, mas suas intenções são geralmente boas. Com essa compreensão, podemos começar a transformar a voz crítica dentro de nós

> A motivação da autocompaixão se origina do amor, enquanto a motivação da autocrítica se origina do medo. O amor é mais poderoso do que o medo.

para que ela não seja tão dura e implacável. Podemos aprender a nos motivar com uma *nova* voz – a do *eu compassivo*.

Inicialmente foi muito difícil para Bill se tornar mais autocompassivo, devido ao seu temor de que ser mais flexível consigo mesmo o faria trabalhar menos e abandonar seus objetivos. Ironicamente, a realidade era exatamente o contrário. A crítica interna de Bill era tão severa que ele temia a possibilidade de fracasso e não conseguia encontrar formas de contornar desafios simples. Então, começou a procrastinar seriamente a atitude de dar até mesmo pequenos passos em direção ao seu sonho. Bill sabia que sua voz interna implacável fazia parte do problema e decidiu que alguma coisa teria que mudar se ele quisesse fazer algum progresso.

Na época, Bill tinha um treinador na academia que tinha aproximadamente a sua idade e era incrivelmente apoiador. Por exemplo, quando Bill se exauria enquanto levantava peso, seu treinador simplesmente dizia "Ótimo! Trabalhar até o ponto da exaustão muscular é o que nós queremos", e, quando Bill quis levantar pesos que poderiam lesioná-lo, seu treinador disse: "Ei, Bill, vamos deixar esse para mais tarde. Vamos chegar lá mais rápido do que você imagina". Então, Bill decidiu aplicar a mesma atitude ao seu novo projeto de negócios. "Apenas experimente", ele disse a si mesmo. "Eu sei que você consegue fazer." E imaginou o que seu treinador diria caso ocorresse um contratempo: "Aguenta firme, irmão. A gente consegue". Bill lentamente começou a descobrir sua voz compassiva e aprendeu a se apoiar em vez de se sabotar. Por fim, saiu do seu trabalho na empresa, conseguiu o capital necessário para iniciar seu novo projeto e começou a viver a vida que ele precisava viver – uma que o fizesse feliz.

Pode ser que você precise de um tempo para se sentir à vontade para escrever para si mesmo na voz de um bom amigo, mas isso com certeza ficará mais fácil com a prática. Este é o exemplo de uma carta que Karen, uma *designer* gráfica talentosa, escreveu para si mesma referente a não passar o tempo que gostaria com seus dois filhos, de 8 e 13 anos. Ela escreveu como se a carta fosse da sua melhor amiga, de quem é muito próxima.

Minha querida Karen, sei que você se sente mal por não passar tempo suficiente com seus filhos. Você teve que faltar ao ensaio de balé da pequena Sophie, e Ben teve que fazer o jantar no micro-ondas por duas vezes na semana passada quando você ficou presa no trabalho. Mas, por favor, não se culpe por isso; me machuca quando você faz isso. Você é uma boa mãe, e o tempo que passa com seus filhos é um tempo de grande qualidade. Tem sido tão difícil equilibrar a sua carreira com sua vida familiar. Você precisa se dar um tempo. Está fazendo o melhor que pode, e a forma como eu vejo é que você está se saindo incrivelmente bem. Seus filhos a amam profundamente. Eu a amo profundamente.

Sei que você gostaria de não trabalhar até tão tarde para que pudesse passar mais tempo com Sophie e Ben. Talvez você possa conversar com seu chefe a respeito e lhe falar das suas preocupações. Você está na empresa há sete anos e já mostrou sua capacidade. Tem o direito de reivindicar o que precisa. O pior que pode acontecer é ele dizer que não. E, mesmo que as coisas não mudem, você é uma mãe amorosa. Por favor, não se esqueça disso.

EXERCÍCIO

Encontrando Sua Voz Compassiva

Este exercício vai ajudá-lo a ouvir a voz crítica interna, descobrir como sua crítica interna pode estar tentando ajudá-lo e aprender a se motivar com uma nova voz – do seu eu compassivo interno.

> Pergunte a si mesmo: "Do que eu preciso neste momento?".

Algumas vezes, a crítica interna não parece ter em mente o nosso melhor interesse. Isso pode ser especialmente verdadeiro se a nossa crítica interna for a voz internalizada de alguém do nosso passado que foi abusivo. Seja compassivo consigo mesmo enquanto faz este exercício. Se você se sentir entrando em um território desconfortável, deixe de lado e volte a ele somente quando se sentir forte e pronto. Você pode reler as "Dicas para a Prática", na Introdução deste livro, antes de fazer este exercício.

- No espaço a seguir e na próxima página, escreva um *comportamento* que gostaria de mudar – algo sobre o que você frequentemente se recrimina. Escolha um comportamento que não seja útil para você e que esteja lhe causando infelicidade, mas, para este exercício, escolha um comportamento de dificuldade leve a moderada. Além disso, escolha um comportamento que potencialmente possa ser mudado. (Não escolha uma característica permanente, como "Meus pés são muito grandes".) Exemplos são: "Eu sou impaciente", "Eu não me exercito o suficiente", "Eu procrastino".

_____
_____
_____
_____
_____
_____

IDENTIFICANDO SUA VOZ AUTOCRÍTICA

- Escreva o que você habitualmente diz a si mesmo quando se envolve nesse comportamento. Algumas vezes, a crítica interna é severa, mas algumas vezes ela se manifesta mais como um sentimento de desencorajamento ou de alguma outra forma. Que palavras ela usa e, o que é mais importante, que tom ela usa? Ou talvez não haja nenhuma palavra, mas uma imagem. Como a sua crítica interna se expressa?

- Agora, reserve um momento para observar como você se *sente* quando se critica. Considere o quanto de sofrimento a voz da autocrítica tem lhe causado. Se desejar, tente dar a si mesmo compaixão pelo quanto é difícil suportar uma linguagem tão áspera, talvez validando a dor: "Isso é difícil". "Lamento muito, eu sei o quanto dói ouvir isso."

Manual de *mindfulness* e autocompaixão **77**

- Reflita por um momento sobre *por que* a crítica durou tanto tempo. Sua crítica interna está tentando protegê-lo de alguma maneira, mantê-lo a salvo do perigo, ajudá-lo, mesmo que o resultado tenha sido improdutivo? Em caso afirmativo, escreva o que você acha que pode estar motivando a sua crítica interna.

_____

_____

_____

_____

_____

_____

_____

_____

- Se não conseguir encontrar alguma forma pela qual a sua voz crítica está tentando ajudá-lo – às vezes a autocrítica não tem absolutamente nenhum valor redentor –, por favor, não vá adiante e simplesmente continue a dar compaixão a si mesmo pelo quanto você sofreu com isso no passado.

No entanto, se conseguiu identificar alguma forma pela qual a sua crítica interna pode estar tentando ajudá-lo ou mantê-lo seguro, veja se consegue reconhecer seus esforços, talvez escrevendo *algumas palavras de agradecimento*. Permita que sua crítica interna saiba que, embora ela possa não o estar servindo muito bem agora, a sua intenção foi boa, e ela estava fazendo o melhor que podia.

_____

_____

_____

_____

_____

_____

_____

_____

Encontrando Sua Voz Compassiva

- Agora que sua voz autocrítica foi ouvida, veja se você consegue abrir algum espaço para outra voz – sua voz compassiva interna. Ela provém de uma parte de você que é muito inteligente e reconhece como esse comportamento está lhe causando prejuízo. Ela também quer que você mude, mas por razões muito diferentes.

- Coloque as mãos sobre o coração ou outro ponto calmante, sentindo o seu calor. Agora, reflita novamente sobre o comportamento contra o qual você está lutando. Comece a repetir as seguintes frases que captam a essência da sua voz compassiva interna:

  - "Eu amo você e não quero que sofra."

  - Ou, se achar mais autêntico, diga algo como: "Eu me importo profundamente com você, e é por isso que eu gostaria de ajudá-lo a mudar" ou "Estou aqui ao seu lado e vou apoiá-lo".

- Quando estiver pronto, comece a escrever uma mensagem a si mesmo na voz do seu eu compassivo interno. Escreva livre e espontaneamente, abordando o comportamento que gostaria de mudar. O que emerge do profundo sentimento e desejo "Eu amo você e não quero que sofra"? O que você precisa ouvir para fazer uma mudança? Ou, se for muito difícil encontrar palavras, tente escrever as palavras que brotariam do seu coração carinhoso quando falasse com um amigo querido que estivesse enfrentando o mesmo problema que você.

_____

_____

_____

_____

_____

_____

_____

_____

_____

REFLEXÃO

Como foi esse exercício para você? Conseguiu identificar a voz da crítica interna?

Encontrou alguma forma pela qual a sua voz crítica estava tentando ajudá-lo? Fez sentido agradecer à crítica interna pelos seus esforços?

Qual foi o impacto de dizer as palavras: "Eu amo você e não quero que sofra"? Você conseguiu entrar em contato com a sua voz compassiva interna? Conseguiu escrever segundo essa perspectiva?

Se você encontrou algumas palavras que se originaram do seu eu compassivo interno, permita-se *saborear* o sentimento de ser apoiado. Se teve *dificuldade* em encontrar palavras de bondade, também não há problema. Isso leva algum tempo. O mais importante é que estabelecemos nossa intenção de ser mais autocompassivos, e, por fim, novos hábitos se formarão.

Esse é um exercício poderoso para muitas pessoas. A revelação de que nossa crítica interna está, na verdade, tentando nos ajudar permite que paremos de nos criticar por nos criticarmos. Depois que vemos que nossa crítica interna está tentando nos manter seguros gritando "Perigo! Perigo!" e que validamos nossos esforços e agradecemos à crítica pelas suas boas intenções, ela geralmente relaxa e abre espaço para a emergência de outra voz – a voz do nosso eu compassivo interno. (Para mais informações sobre essa abordagem, os leitores podem explorar o modelo dos sistemas familiares internos de Richard Schwartz.)

Muitas pessoas acham especialmente surpreendente que nossa crítica interna e nosso eu compassivo interno estejam com frequência buscando a mesma mudança de comportamento – a mensagem simplesmente tem uma qualidade ou tom muito diferente. Brincadeiras à parte, uma participante de MSC certa vez nos disse: "É incrível. Minha crítica interna sempre costumava gritar comigo: 'Sua cadela!'. E meu eu compassivo interno apenas dizia: 'Uau, gatinha...'".

Alguns leitores podem experimentar *backdraft* depois desse exercício. Se isso ocorrer com você, consulte o Capítulo 8 para orientações de como trabalhar com o *backdraft*, como, por exemplo, rotular a emoção, dar uma caminhada e sentir as solas dos pés ou engajar-se em atividades comuns e agradáveis. Às vezes, a coisa mais compassiva que podemos fazer por nós mesmos é ter uma conversa com amigos ou simplesmente nos desligar da prática da autocompaixão por algum tempo.

PRÁTICA INFORMAL

Carta Compassiva para Mim Mesmo

Você pode continuar a ouvir sua voz compassiva ao escrever uma carta para si mesmo sempre que tiver dificuldades, se sentir inadequado ou quiser ajuda para se motivar a fazer uma mudança. Você pode escrever a carta de três formas:

- Pense em um amigo imaginário que é incondicionalmente inteligente, amoroso e compassivo e escreva uma carta para você *segundo a perspectiva do seu amigo*.
- Escreva uma carta *como se você falasse com um amigo muito querido* que estivesse com as mesmas preocupações que você.
- Escreva uma carta enviada pela sua parte compassiva para a sua parte que está tendo dificuldades.

Depois de escrever a carta, você pode guardá-la por um tempo e, então, lê-la mais tarde, deixando que as palavras o acalmem e o confortem quando você mais precisar.

AUTOCOMPAIXÃO E NOSSOS CORPOS

Embora nos esforcemos para nos sentir suficientemente bem em muitas áreas de nossa vida, uma área de particular desafio é o nosso corpo. Nosso senso de *eu* está intimamente identificado com o corpo, portanto nossa aparência física tem um grande impacto sobre como nos sentimos em relação a nós mesmos. A imagem corporal pode ser particularmente importante para as mulheres, porque os padrões da beleza feminina são muito altos. Cada vez mais, as mulheres estão recorrendo à cirurgia ("dar um pequeno retoque") para se parecerem com aquelas modelos perfeitas das revistas. No entanto, por mais que tentem, a maioria das mulheres certamente ficará aquém do ideal – até mesmo as fotografias das modelos são retocadas!

Os homens tendem a estar mais satisfeitos do que as mulheres com a sua aparência, mas ainda têm problemas em aceitar seus corpos – "Estou em boa forma, sou suficientemente magro, suficientemente masculino?". A preocupação de um homem reside mais no desempenho do seu corpo, como, por exemplo, o quanto ele é forte ou o quanto tem habilidade nos esportes, ou nas suas proezas sexuais.

Independentemente dos desafios com que nos defrontamos, tanto os homens quanto as mulheres provavelmente veem seus corpos como adversários em vez de como amigos. Em vez de dizer "Ughh!" quando o corpo não tem a aparência ou não se comporta como imaginamos que deveria, uma resposta autocompassiva para o corpo seria: "Ahh". Em outras palavras, somos capazes de reconhecer o quanto o corpo tenta se preservar apesar da dieta deficiente, da falta de sono, de exercícios insuficientes e do envelhecimento, e sentir carinho pelo nosso corpo? Essa é uma grande questão para ambos os sexos.

Jillian tinha 52 anos e já não estava no auge da juventude. Embora sempre tivesse lutado contra o peso e nunca tivesse achado que seu corpo fosse suficientemente atraente, sua luta só se intensificou quando ela atingiu a meia-idade. Ela torcia o nariz, insatisfeita, cada vez que se olhava no espelho e estava repleta de sentimentos de inadequação. Jillian tinha bolsas abaixo dos olhos e culotes nas coxas. Na verdade, ela estava começando a encontrar "pneuzinhos" por todo o corpo. Ela tentou encontrar consolo na manteiga de amendoim e no sorvete de chocolate, mas o alívio durava pouco, para dizer o mínimo. Jillian tentava não ficar obcecada com seu corpo, mas não conseguia evitar. Na verdade, ela nunca se sentia confortável com sua aparência porque não se sentia suficientemente bem por dentro.

Felizmente, a autocompaixão oferece um antídoto poderoso para a insatisfação corporal. Pesquisas mostram que apenas um pequeno período de prática de autocompaixão pode nos ajudar a sentir menos vergonha física, reduzir o grau em que nossos sentimentos de autoestima dependem da aparência e nos ajudar a valorizar nosso corpo como ele é.

Quando nos tratamos com bondade, carinho e aceitação – mesmo quando a imagem que vemos no espelho não é perfeita

–, percebemos que somos muito mais do que essa imagem. Começamos a ver que o nosso valor provém de sermos um ser humano que tenta ser feliz e que com frequência comete erros, mas continua tentando de qualquer forma. Em vez de nos identificarmos com o corpo como a definição de quem somos, podemos ver uma perspectiva maior, percebendo que nossos recursos internos e beleza interior são mais importantes. Podemos parar para apreciar o incrível dom da vida que nosso corpo nos oferece, sentindo nossa vivacidade no fundo do nosso ser. Com autocompaixão, podemos celebrar nosso corpo por tudo o que ele ainda faz por nós, em vez de meramente pela sua aparência, e começar a acabar com essa insanidade.

Depois que Jillian aprendeu a praticar a autocompaixão, seu relacionamento consigo mesma e com seu corpo começou a mudar. Ela percebeu que desejava que as outras pessoas a achassem bonita para que se sentisse amada e perfeita, mas que isso, na realidade, dependia de que ela amasse e aceitasse a si mesma. Sim, Jillian estava um pouco robusta com a idade, mas com ela também estava chegando a sabedoria e uma nova noção dos seus pontos fortes – o que tinha a dar para o mundo. Ela não era perfeita no seu interior ou exterior, mas começou a valorizar como suas falhas tornavam-na real e autêntica, que aqueles eram sinais da sua própria humanidade preciosa. Jillian não era um robô ou uma "esposa Stepford" (subserviente) – ela era de carne e osso e pulsava com a energia da vida.

Quando Jillian mudou seu relacionamento consigo mesma, sua relação com a alimentação também mudou. Ela já não precisava mais se estufar de comida para se sentir plena emocionalmente. Ela conseguia desfrutar da comida, mas parava quando seu corpo dizia que já era suficiente. O maior presente foi que Jillian finalmente começou a sentir que ela era suficiente, que ser humana era o bastante, e pôde finalmente começar a se amar e se aceitar como era.

EXERCÍCIO

Aceitando Nossos Corpos com Autocompaixão

Ter compaixão pelas imperfeições físicas é difícil em uma cultura competitiva que é obcecada pelo corpo. Estamos cercados de imagens irrealistas na mídia, tornando quase impossível não ficarmos insatisfeitos com nossa aparência ou desempenho. Nossa única opção é aceitar o fato de que não somos perfeitos, fazer o melhor que podemos e nos amarmos assim mesmo. Este exercício é planejado para ajudá-lo a se aceitar como você é e a aceitar suas imperfeições com os três elementos da autocompaixão.

- Comece usando o espaço abaixo para fazer uma avaliação gentil, porém honesta, do seu corpo. Veja se você consegue ser bem consciente da realidade – do que é bom e do que é ruim. Primeiro, liste todas as características de que gosta no seu corpo. Talvez você esteja com boa saúde e tenha um sorriso atraente. Não se esqueça de coisas que normalmente não contam para sua aparência: o fato de que tem mãos fortes ou de que o seu sistema digestivo funciona bem (não devem ser desprezados!). Permita-se reconhecer plenamente e valorizar os aspectos com os quais está satisfeito.

_____
_____
_____
_____

Manual de *mindfulness* e autocompaixão **83**

- Agora, liste todas as características do seu corpo de que você não gosta tanto. Talvez sua pele seja manchada ou você tenha pneus na cintura, ou não consiga correr tanto e nem tão rápido como quando era mais jovem. Enquanto você faz essa análise, podem surgir sentimentos de desconforto; veja se consegue reconhecer isso também. "É difícil ver como a minha papada está ficando flácida; isso é difícil para mim." Veja se consegue suportar esses sentimentos, reconhecendo e aceitando verdadeiramente suas imperfeições sem cair em um drama exagerado de inadequação. Procure fazer uma avaliação equilibrada de seus "defeitos". O fato de que o seu cabelo está ficando branco é realmente um problema tão grande assim? Aqueles 5 quilos a mais são realmente um problema em termos de sentir-se bem e saudável em seu corpo? Não tente minimizar suas imperfeições, mas também não assuma proporções exageradas.

- A seguir, veja se consegue reconhecer a humanidade compartilhada no que está sentindo. Você acha que os outros sentem as mesmas coisas que você? Existe alguma possibilidade de a sua insatisfação corporal fazer parte do que é apenas "ser humano" na sociedade atual?

- Por fim, tente dar a si mesmo alguma bondade e compaixão pelas emoções difíceis que está experimentando. Como você pode se acalmar e se confortar neste momento? Consegue trazer alguma aceitação para si mesmo, permitindo-se ser exatamente como é, com imperfeições e tudo o mais? Se estiver encontrando dificuldades em encontrar palavras de bondade, você pode imaginar o que diria para um amigo querido que estivesse enfrentando esses mesmos tipos de problemas com a imagem corporal. Que tipo de carinho e apoio poderia oferecer a esse amigo para que ele soubesse que você se importa? Agora, tente oferecer essas palavras a si mesmo.

REFLEXÃO

Como foi tomar consciência e reconhecer os aspectos do seu corpo de que você gosta e aqueles de que não gosta? Alguma coisa mudou quando você se lembrou da humanidade compartilhada? Você conseguiu trazer bondade para si mesmo em meio a essas dificuldades?

Esse pode ser um exercício desafiador, porque para a maioria de nós a autoestima é muito dependente da nossa aparência física. Se o exercício provocou emoções difíceis, procure ser bondoso consigo mesmo pela dor da insatisfação com seu corpo, talvez usando o Toque Calmante ou fazendo uma Pausa Autocompassiva (veja o Capítulo 4).

Além disso, algumas pessoas têm objetivos comportamentais específicos, como fazer mais exercícios ou alimentar-se com uma dieta mais saudável, mas temem que sendo compassivas irão perder sua motivação para a mudança. Lembre-se de que podemos nos amar e nos aceitar como somos e ao mesmo tempo nos encorajar para adotar novos comportamentos que nos tornarão mais saudáveis e mais felizes.

MEDITAÇÃO

Escaneamento Corporal Compassivo

Nesta meditação, traremos atenção amorosa a cada parte do corpo de várias formas, indo de uma parte para outra, praticando como estar com cada parte do corpo de forma gentil e compassiva. Vamos direcionar a consciência para o nosso corpo com curiosidade e ternura, talvez como se nos inclinássemos para uma criança pequena.

Caso sinta alívio e bem-estar em uma parte do corpo em particular, você pode convidar a manifestar-se dentro de você alguma gratidão ou valorização por essa parte do seu corpo. Se você tem críticas ou sensações desagradáveis em relação a uma parte do corpo, talvez consiga deixar seu coração abrandar em solidariedade a essas dificuldades, talvez também colocar uma mão nessa parte do seu corpo como um gesto de compaixão e consolo e imaginar calidez e bondade fluindo de sua mão e dedos para seu corpo.

Se por enquanto for muito difícil permanecer em contato com alguma área do seu corpo, sinta-se livre para mover sua atenção para outra parte; escolha uma parte do corpo que seja física ou emocionalmente neutra, possibilitando que esta meditação seja o mais confortável possível.

Entre em contato com o que você precisa, momento a momento.

Os leitores podem se familiarizar com as instruções e, então, fechar os olhos e mover sua consciência compassivamente por todo o corpo. Para os iniciantes, será muito mais fácil usar uma orientação gravada (acesse www.guilford.com/neff-materials para orientações em inglês).

- Encontre uma posição confortável, deitado ou sentado com as costas apoiadas, com as mãos a aproximadamente 15 cm de distância das laterais do corpo e os pés separados na mesma largura dos ombros. Depois, coloque uma ou as duas mãos sobre o coração (ou outro local calmante), fazendo isso como um lembrete para trazer presença amorosa e conectada para o seu corpo durante o exercício. Sinta o calor e o toque suave de suas mãos. Respire de forma lenta e relaxante por três vezes e, depois, coloque os braços de volta ao lado do corpo, se quiser.
- Inicie pelos dedos do *pé esquerdo* e comece a observar as sensações em seus dedos. Seus dedos estão quentes ou frios, secos ou úmidos? Apenas sinta as sensações nos seus dedos – conforto, desconforto ou talvez absolutamente nada – e deixe que cada sensação seja simplesmente como ela é. Se a sensação nos seus dedos for boa, talvez você possa movimentá-los e dar um sorriso de apreciação.
- Então, vá para a *sola* do pé esquerdo. Você consegue detectar alguma sensação? Seus pés têm uma área de superfície tão pequena e, no entanto, sustentam seu corpo inteiro durante todo o dia. O trabalho é muito árduo. Sinta-se à vontade para enviar à sola do seu pé esquerdo um pouco de gratidão, se lhe parecer adequado. Se houver algum desconforto, esteja aberto a ele de uma forma serena.
- Agora, sinta seu *pé inteiro*. Se você sentir o seu pé confortável, também poderá agradecer pelo desconforto que você *não* tem. Se *houver* algum desconforto, permita que essa área seja suavizada como se ela estivesse envolvida em uma toalha quente. Se quiser, valide seu desconforto com palavras bondosas, como: "Há algum desconforto aqui; tudo bem por enquanto".
- Gradualmente, mude sua atenção para sua perna, uma parte de cada vez, observando as sensações corporais que estão presentes; expresse internamente sua apreciação se sentir que essa parte está bem e envie compaixão se houver algum desconforto. Ainda focando no seu lado esquerdo, movimente-se lentamente através do corpo até seu...

- ○ Tornozelo
- ○ Canela e panturrilha
- ○ Joelho

- Quando observar que sua mente se dispersou, como sempre acontece, apenas retome a atenção às sensações na parte do seu corpo a que estava prestando atenção.
- Você também pode acrescentar algumas palavras de bondade ou compaixão, tais como: "Que meus [joelhos] possam estar relaxados. Que eles possam estar bem". Então, volte sua atenção para sensações simples em cada parte do corpo.
- Permita que todo esse processo seja exploratório, mesmo que doloroso, gentilmente trabalhando através do seu corpo. Movendo até sua...
  - ○ Coxa
  - ○ Quadril
- Se você se sentir desconfortável ou crítico em relação a uma parte do corpo em particular, tente colocar a mão sobre o coração e respire suavemente, imaginando que estão fluindo bondade e compaixão através dos seus dedos para dentro do seu corpo.
- Ou, se você se sentir confortável, ofereça um sorriso interno de apreciação, se lhe parecer adequado.
- Agora, traga consciência amorosa para *toda a sua perna esquerda*, dando espaço para o que quer que seja que você esteja percebendo ou sentindo.
- E, passando para a *perna direita*, até seus...
  - ○ Dedos direitos
  - ○ Sola direita
  - ○ Pé direito
  - ○ Tornozelo
  - ○ Canela e panturrilha
  - ○ Joelho
- Sinta-se à vontade para pular alguma parte do corpo se surgir muito desconforto físico ou emocional. Agora continue até sua...
  - ○ Coxa
  - ○ Quadril
  - ○ Toda a perna direita
- Agora, traga sua consciência amorosa para a sua *região pélvica* – os ossos fortes que apoiam suas pernas e também o tecido mole na sua pelve –, talvez sentindo suas nádegas sobre o piso ou na cadeira – os grandes músculos que o ajudam a subir escadas e também permitem que você se sente suave e confortavelmente.
- E, agora, a *região lombar* – muito estresse é armazenado na região lombar. Se observar algum desconforto ou tensão, pode imaginar seus músculos relaxando, derretendo suavemente.
- Sinta-se à vontade para mudar um pouco a postura, caso um ajuste o deixe mais confortável.
- E, então, a *parte superior das costas*.
- E, agora, direcionando sua atenção para a frente do seu corpo, para o seu *abdome*. Seu abdome é uma parte muito complicada do corpo, com muitos órgãos e funções vitais. Envie um pouco de gratidão para essa parte do corpo. Se você tiver críticas sobre sua barriga, veja se consegue dizer algumas palavras de bondade e aceitação.

Manual de *mindfulness* e autocompaixão **87**

- Então, suba até o tórax, o centro da sua respiração, além do centro do seu coração. Esse local é a origem do amor e da compaixão. Tente preencher seu tórax com apreciação, aceitação e consciência. Talvez coloque a mão gentilmente no centro do peito, permitindo-se sentir o que você estiver sentindo neste momento.
- Você deve se sentir à vontade para tocar qualquer parte, conforme avançamos, talvez a afagando suavemente, como lhe parecer adequado.
- Continue a direcionar a sua consciência para seu corpo com o mesmo carinho que você teria com uma criança pequena, sentindo as sensações no seu...
  - Ombro esquerdo
  - Antebraço esquerdo
  - Cotovelo
- Traga consciência terna a cada parte do seu corpo. Seu...
  - Braço esquerdo
  - Punho
  - Mão
  - Dedos
- Sinta-se à vontade para agitar os dedos, se quiser, saboreando as sensações que surgem quando os movimenta. Suas mãos são projetadas de forma única para segurar e manipular objetos finos e são muito sensíveis ao tato.
- Agora, faça uma varredura de todo o seu braço e mão esquerda com consciência amorosa e compassiva.
- Prosseguindo até seu lado direito, até o seu...
  - Ombro direito
  - Antebraço direito
  - Cotovelo
  - Braço
  - Punho
  - Mão
  - Dedos
  - Todo o braço direito e a mão direita
- Agora, prossiga com sua consciência direcionada para a cabeça, começando pelo pescoço. Se desejar, toque seu pescoço suavemente, lembrando-se de como ele apoia a cabeça ao longo do dia, de como ele é um condutor de sangue até o cérebro e de ar para o corpo. Ofereça apreciação e bondade ao seu pescoço – seja mentalmente, seja com toque físico – se tiver uma boa sensação nele, ou envie compaixão, se sentir alguma tensão ou desconforto.
- Por fim, direcione-se para a *cabeça*, começando pela parte posterior, a superfície dura que protege seu cérebro. Se desejar, toque gentilmente a parte posterior da cabeça com as mãos ou simplesmente toque-a com consciência amorosa.
- E então as *orelhas* – aqueles órgãos sensíveis da percepção que nos dizem tanto acerca do nosso mundo. Se você está feliz por ter a capacidade de ouvir, permita que a apreciação surja no seu coração. Se estiver preocupado com a sua audição, talvez possa colocar a mão sobre o coração e dar a si mesmo alguma compaixão.
- Então, ofereça a mesma consciência amorosa ou compassiva aos seus outros órgãos de percepção, tais como seus...

- ◦ Olhos
- ◦ Nariz
- ◦ Lábios
- Não se esqueça de reconhecer as bochechas, o maxilar e o queixo pela forma como eles o ajudam a comer, falar e sorrir.
- Por fim, sua *testa* e *a coroa da cabeça* e, abaixo... seu cérebro. Seu cérebro macio é composto de bilhões de células nervosas que estão se comunicando entre si o tempo todo para ajudá-lo a encontrar sentido neste mundo maravilhoso e incrível em que vivemos. Se desejar, diga "obrigado" para seu cérebro por trabalhar para você 24 horas por dia, 7 dias por semana.
- Quando tiver terminado de dar atenção bondosa e compassiva a todo o seu corpo, tente oferecer ao seu corpo um banho final de apreciação, compaixão e respeito – da cabeça aos pés.
- Então, abra os olhos suavemente.

REFLEXÃO

Como essa meditação foi para você? O que você observou? Foi mais fácil sentir as sensações em algumas partes do seu corpo do que em outras?

Você conseguiu ter compaixão por aquelas partes do corpo que criticava ou com as quais se sentia desconfortável? Tentou colocar uma mão calmante ali? Como foi enviar apreciação para o seu corpo?

Tente não se criticar caso a sua atenção tenha se dispersado durante essa meditação ou caso a tenha achado distante ou até mesmo entediante. Algumas pessoas não têm muito interesse pelo próprio corpo ou preferem não se deter nele por muito tempo. Outras têm a experiência de estar finalmente "em casa" quando praticam o escaneamento corporal. Cada um é diferente. Permita-se ter qualquer experiência que você tenha tido, seja ela qual for, e permita-se ser exatamente como você é, com grande amabilidade. Isso é *mindfulness* e autocompaixão.

ESTÁGIOS DE PROGRESSO

A prática da autocompaixão tipicamente passa por três estágios:

- Esforço
- Desilusão
- Aceitação radical

Quando começamos a prática de sermos mais bondosos conosco, provavelmente iremos trazer para o processo a mesma atitude que trazemos para outras áreas de nossas vidas – nos *esforçamos* para fazer o certo. E, quando realmente *experimentamos* a autocompaixão, podemos sentir um alívio considerável e até maior entusiasmo para a prática. Esse estágio inicial da prática da autocompaixão pode ser como o primeiro estágio de uma relação amorosa – a paixão. Podemos ficar encantados com a nossa felicidade recém-encontrada e ficamos apegados à experiência e à pessoa que a origina. Da mesma forma, quando nos damos conta de que podemos atender as nossas *próprias* necessidades, pelo menos parcialmente, essa descoberta maravilhosa pode ser parecida com a experiência de se apaixonar. Isso pode ser muito animador.

> O primeiro estágio da aprendizagem da autocompaixão pode ser parecido com a experiência de se apaixonar.

Quando Jonathan usou pela primeira vez a Pausa Autocompassiva (veja o Capítulo 4), não podia acreditar no quanto aquilo era poderoso. Ele estava pensando em uma situação muito estressante do trabalho, e aquela prática breve transformou instantaneamente seu estresse em um estado de paz e calma. "Você quer dizer que tudo o que tenho a fazer é ter consciência da minha dor, reconhecer a minha humanidade compartilhada e ser bondoso comigo mesmo?", ele pensou. "Isso é incrível!"

Mas, como ocorre com todos os novos relacionamentos, o brilho sempre acaba enfraquecendo. Por exemplo, podemos colocar a mão sobre o coração, esperando sentir a segurança e a conexão que experimentamos inicialmente, e nada acontece. Droga! Então, passamos para o estágio seguinte da prática – *desilusão*. Quando a autocompaixão começa a falhar para nós, pensamos que isso é apenas mais uma coisa que não conseguimos fazer direito.

Conforme disse certa vez um professor de meditação, "Todas as técnicas são destinadas a fracassar". Por quê? Porque sempre que a nossa prática se torna uma "técnica" concebida para manipular nossa experiência momento a momento – para fazer com que nos sintamos melhor e fazer a dor ir embora –, ela se transforma em uma forma oculta de resistência. E sabemos muito bem como a resistência funciona!

Quando Jonathan teve uma grande discussão com seu filho adolescente e se sentiu irritado e frustrado, achou que sabia o que fazer para se acalmar... a Pausa Autocompassiva! Infelizmente, ela não funcionou, então Jonathan tentou o Toque Calmante (veja o Capítulo 4). Ele também não funcionou. Sentindo como se tivesse sido abandonado por um amigo em quem confiava, Jonathan ficou desanimado. "Achei que eu tivesse entendido tudo, mas ainda me sinto tão infeliz como sempre. Eu devo ser realmente muito ruim em autocompaixão."

Quando o desespero da desilusão nos deixa de joelhos, e nos rendemos sem esperança, o progresso finalmente começa. Progresso, na verdade, significa abandonar a ideia de progresso. Nós paramos de nos esforçar para chegar a algum lugar para atingir o objetivo de ser bom em autocompaixão, de fazer a dor ir embora, e começamos a refinar nossa intenção. Em vez de ficarmos apegados aos resultados da prática da autocompaixão, começamos a realizá-la por si só. Ingressamos no estágio da *aceitação radical*, que é mais capturada pelo paradoxo mencionado no Capítulo 7:

Quando temos dificuldades, damos a nós mesmos compaixão não para nos sentirmos melhor, mas *porque* nos sentimos mal.

Em outras palavras, em um momento de dificuldade, não praticamos como nos libertarmos da nossa dor – praticamos compaixão porque às vezes é difícil ser um ser humano. Aceitação radical é como ser um pai que conforta um filho que tem uma gripe durante 48 horas. O pai não cuida do filho para tentar fazer a gripe ir embora – a gripe vai passar no seu devido tempo. Mas, como o filho tem febre e se sente mal, o pai o conforta como uma resposta natural ao sofrimento enquanto ocorre o processo de cura.

Também é assim quando tentamos nos confortar. Quando aceitamos plenamente a realidade de que somos seres humanos imperfeitos, que enfrentam dificuldades e são propensos a cometer erros, nossos corações naturalmente começam a abrandar. Ainda sentimos dor, mas ainda sentimos o amor *apoiando* a dor, e ela fica mais suportável. Essa resposta é "radical" porque vai contra a forma como normalmente nos relacionamos com

nossa dor, e a transformação pode ser igualmente radical.

Depois de conversar com um professor de meditação, Jonathan percebeu que a intenção por trás da prática da autocompaixão havia inconscientemente mudado. Ele estava tão aliviado porque a autocompaixão o fez se sentir melhor que caiu na tendência a usá-la para fazer a dor ir embora quando se sentia mal. Por fim, Jonathan percebeu que a sua vida nunca estaria totalmente livre de sofrimento. Quando essa percepção entrou no seu coração, Jonathan notou que emergia uma ternura silenciosa sempre que se encontrava em dificuldades. Ele até começou a considerar a dor como um lembrete para abrir seu coração e que ter o coração aberto era, afinal de contas, o que ele mais queria na vida.

Como o professor de meditação Pema Chödrön diz, "Ainda podemos ser loucos depois de todos esses anos. Ainda podemos ser raivosos depois de todos esses anos. Ainda podemos ser tímidos ou ciumentos ou cheios de sentimentos de desvalorização. A questão é... não tentar nos jogarmos fora e nos tornarmos alguma coisa melhor. É sobre sermos amigos de quem já somos".

O professor de meditação Rob Nairn afirma de forma mais sucinta: "O objetivo da prática é se tornar uma bagunça compassiva". Isso significa totalmente humanos – com frequência com dificuldades, incertezas, confusos – com grande compaixão. E o bonito nisso tudo é que esse é, na verdade, um objetivo atingível. Independentemente do quanto caímos de forma vertiginosa, do quão implacável é nossa dor, do quão imperfeitas nossas vidas ou personalidades podem ser, ainda podemos ser conscientes do nosso sofrimento, lembrar da nossa humanidade compartilhada e ser gentis com nós mesmos.

Os estágios do progresso nem sempre prosseguem de uma forma linear e sequencial. Eles são mais como uma espiral andando em círculos, ou algumas vezes avançamos e recuamos de um estágio para outro. Com o tempo, no entanto, os períodos de desilusão se tornam mais curtos, e a aceitação radical nos acompanha cada vez mais ao longo das vicissitudes das nossas vidas. Começamos a acreditar que, não importa o que aconteça, ainda podemos nos aconchegar no abraço da presença amorosa e conectada.

EXERCÍCIO

Onde Me Encontro na Minha Prática da Autocompaixão

Use os espaços a seguir para registrar os pensamentos que surgem quando você considera as três questões a seguir:

- Lembrando que passamos por ciclos ao longo dos estágios do progresso na nossa prática da autocompaixão, reserve um momento para refletir sobre em qual parte do ciclo você pode estar neste momento – esforço, desilusão ou aceitação radical?

_____
_____
_____
_____
_____
_____
_____
_____
_____

- Se você está com dificuldades em algumas áreas da sua prática, há alguma forma de reduzir a dificuldade, alguma experiência à qual você gostaria de dar um pouco mais de espaço, que queira deixar de lado ou permitir mais plenamente?

_____
_____
_____
_____
_____
_____
_____
_____
_____

- Você pode, de alguma maneira, trazer compaixão para si mesmo em meio à sua jornada? Consegue ser gentil e paciente enquanto a sua prática se desenvolve, talvez dizendo algumas palavras de bondade, compreensão, apoio ou apreciação?

REFLEXÃO

Assim que as pessoas ouvem o termo "progresso", geralmente pensam: "quanto mais progresso, melhor". Em outras palavras, as pessoas podem se julgar por não estarem no estágio de aceitação radical. É importante perceber que a autocompaixão é uma forma de ser, não um destino. Embora tenhamos momentos de aceitação radical, também teremos muitos momentos de esforço e desilusão. Todos eles são aspectos igualmente importantes do caminho. Portanto, se você está experimentando alguma crítica (positiva ou negativa) sobre onde se encontra nos estágios de progresso, veja se também consegue abandonar o hábito da autoavaliação e simplesmente se abrir ao que é verdadeiro para você no momento, com um coração amoroso.

 ## PRÁTICA INFORMAL

Sendo uma Bagunça Compassiva

Sempre que você se encontrar usando autocompaixão para tentar fazer a dor ir embora ou para se tornar uma "pessoa melhor", procure mudar seu foco dessa forma sutil de resistência e pratique a autocompaixão simplesmente porque todos nós somos seres humanos imperfeitos, vivendo uma vida imperfeita. E a vida é difícil. Em outras palavras, pratique ser uma "bagunça compassiva". Esta prática pode ser feita em meio à vida diária sempre que você estiver com dificuldades.

- Pense em uma situação na sua vida que está lhe causando dor emocional porque você se sente inadequado de alguma forma. Talvez você tenha feito algo que lamenta ou fracassado em alguma coisa importante. Escolha um problema de leve a moderado, não um grande problema, pois queremos construir gradualmente o recurso da autocompaixão.

- Você consegue sentir desconforto em seu corpo enquanto traz essa situação à mente? Em caso negativo, escolha uma situação um pouco mais difícil, mas, se estiver sentindo muito desconforto, escolha uma situação menos difícil.
- Quando estiver sentindo desconforto emocional, veja se consegue aceitar plenamente essa dor, permitindo que seu coração derreta enquanto você tem esses sentimentos difíceis, para se acalmar e cuidar de si mesmo *porque* isso é tão difícil. Você consegue se acolher durante esse momento com sua presença amorosa e conectada?
- Respire profundamente por duas ou três vezes e feche os olhos por alguns momentos para se acomodar e se centrar. Coloque as mãos sobre o coração ou use algum outro toque calmante como um gesto de apoio e autobondade.
- Tente falar consigo mesmo (em voz alta ou silenciosamente), usando uma linguagem amorosa, apoiadora e compassiva. Por exemplo:
  - "Lamento que você esteja se sentindo tão mal sobre si mesmo neste momento, mas esses sentimentos não vão durar para sempre. Estou aqui com você; tudo vai ficar bem."
  - "A dor do fracasso é quase devastadora. Não consigo mandá-la embora, mas vou tentar estar com ela com coragem, paciência e o coração aberto."
- Você consegue se permitir ser como é – completamente humano? Consegue começar a abandonar o esforço pela perfeição e reconhecer que está fazendo o melhor que pode? Tente falar consigo mesmo em uma linguagem que reconheça a sua imperfeição, mas que também transmita um sentimento de aceitação incondicional – uma linguagem que você usaria com um amigo ou alguém com quem realmente se importa. Por exemplo:
  - "Não tem problema ser uma bagunça compassiva, ser imperfeito."
  - "Uau, eu realmente estraguei tudo. Eu gostaria de não ter feito, mas fiz. É realmente difícil me sentir assim. Não há nada que eu possa fazer para mudar o fato de eu ser um ser humano imperfeito que algumas vezes erra. Que eu possa tentar me aceitar com compreensão e bondade."

REFLEXÃO

É natural resistir a abandonar o esforço de fazer tudo certo ou aceitar nossa imperfeição. Queremos nos sentir seguros, mas cometer erros faz com que nos sintamos inseguros. No entanto, não precisamos acrescentar insultos aos danos, nos julgando por querermos ser diferentes do que somos. Precisamos apenas perceber o quanto essa dificuldade pode estar nos causando um sofrimento desnecessário, explorar se podemos pelo menos *começar* a aceitar a nós mesmos e a nossas falhas humanas e ver o que acontece.

VIVENDO PROFUNDAMENTE

A questão fundamental da autocompaixão é: "Do que eu preciso?". Entretanto, na verdade, não podemos nos dar o que precisamos se não soubermos o que mais valorizamos em nossas vidas. Estes são nossos valores essenciais, aqueles ideais profundamente arraigados que nos guiam e dão significado às nossas vidas. Nossas necessidades e valores parecem refletir algo de fundamental na natureza humana. As necessidades estão mais comumente associadas à sobrevivência física e emocional, como a necessidade de saúde e segurança ou de amor e conexão, enquanto os valores tentem a ter um elemento de escolha, como a escolha de focar na justiça social ou em buscas criativas.

Nossas dificuldades na vida dependem muito de nossos valores essenciais. Por exemplo, se você valorizar o tempo livre e novas aventuras, o fato de não obter uma promoção que lhe exigiria trabalhar horas extras pode ser uma bênção; mas, se você valoriza o sustento da sua família, ser preterido para uma promoção pode ser devastador.

> A identificação dos seus valores essenciais pode ajudá-lo a dar a si mesmo o que você realmente precisa.

Há uma diferença entre *objetivos* e *valores essenciais*:

Objetivos podem ser *atingidos*.	Valores essenciais ainda nos guiam, mesmo depois que atingimos nossos objetivos.
Objetivos são *destinos*.	Valores essenciais são *direções*.
Objetivos são algo que *fazemos*.	Valores essenciais são algo que *somos*.
Objetivos são *estabelecidos*.	Valores essenciais são *descobertos*.
Objetivos geralmente vêm do *exterior*.	Valores essenciais vêm do *interior*.

Exemplos de valores essenciais são compaixão, generosidade, honestidade e serviço. Muitos dos nossos valores essenciais são valores relacionais – como queremos ser tratados e como tratamos os outros –, mas outros valores são mais pessoais, como liberdade, crescimento espiritual, exploração ou expressão artística.

Mark trabalhava em uma firma de direito corporativo, dirigia um Lexus e, para o mundo exterior, era um sucesso. Seus pais sempre tiveram a expectativa de que ele fosse médico ou advogado, mas, quando ele finalmente formou uma parceria, percebeu que alguma coisa estava faltando. Ele não estava feliz e não sabia como acabou vivendo uma vida que estava tão distante do que desejava. Mark adorava escrever e preferia estar escrevendo um romance em vez de estar redigindo ações contra infratores de direitos autorais. Embora com frequência sonhasse em deixar a firma para se tornar escritor de ficção, tinha medo da desaprovação dos seus pais caso o fizesse. Mais ainda, ele ficava aterrorizado com o fracasso, o medo do que aconteceria se não conseguisse ganhar a vida como escritor.

Quando não estamos vivendo alinhados com nossos valores essenciais, nós sofremos. Um ato importante de autocompaixão, portanto, é identificarmos nossos valores, descobrirmos se estamos vivendo de acordo com eles e tentar dar a nós mesmos o que precisamos. Se realmente nos importamos com nossa felicidade e queremos aliviar nosso sofrimento – em outras palavras, se temos autocompaixão –, iremos propriamente encontrar os recursos internos para viver mais em contato com nossos valores e viver uma vida mais profunda e mais significativa.

Mark acabou caindo em depressão e começou a ver um terapeuta, o qual lhe falou sobre autocompaixão. Mark percebeu que, se quisesse ser um melhor amigo para si mesmo, precisava passar algum tempo fazendo atividades de que realmente gostasse. Mark costumava acordar cedo, portanto começou a reservar uma hora todas as manhãs para trabalhar em uma história que rondava sua mente nos últimos cinco anos. Essa pequena mudança, que Mark denominou "As Coisas Mais Importantes em Primeiro Lugar", o fez se sentir mais feliz e com mais energia, e ele descobriu que seu dia no escritório se tornava menos pesado. Ele se associou a um grupo de escrita com o qual se encontrava após o trabalho, fez alguns amigos com os mesmos interesses que os seus, começou a participar de leituras em uma livraria local e, de modo geral, sentia que sua vida estava entrando nos trilhos. A pressão interna que Mark sentia de mudar sua carreira se atenuou, pelo menos por enquanto.

EXERCÍCIO

Descobrindo Nossos Valores Essenciais

Use o espaço a seguir para fazer este exercício de reflexão por escrito.

- Imagine que você já é idoso. Você está sentado em um jardim adorável enquanto contempla sua vida. Olhando para trás, sente um profundo sentimento de satisfação, alegria e contentamento. Embora a vida nem sempre tenha sido fácil, você conseguiu realmente se manter fiel a si mesmo. Por quais valores essenciais, que lhe deram significado na vida, você viveu? Por exemplo, passar um tempo em contato com a natureza, viajar e viver aventuras ou servir aos outros. Por favor, escreva seus valores essenciais.

_____
_____
_____
_____
_____

_____

_____

_____

_____

- Agora, escreva todas as maneiras pelas quais você sente que *não está vivendo de acordo com seus valores essenciais*, ou em que aspectos a sua vida parece estar em desequilíbrio com seus valores. Por exemplo, talvez você esteja ocupado demais para passar algum tempo em contato com a natureza, muito embora o contato com a natureza seja o que mais gosta na vida.

_____

_____

_____

_____

_____

_____

_____

_____

_____

- Se você tiver vários valores com os quais não se sente alinhado, escolha um que seja especialmente importante para você e anote-o aqui.

_____

_____

_____

_____

_____

_____

_____

_____

_____

- É claro que existem muitos obstáculos que nos impedem de viver de acordo com nossos valores essenciais. Alguns deles podem ser *obstáculos externos*, como não ter dinheiro ou tempo suficientes. Por exemplo, talvez seu trabalho lhe tome tanto tempo que você não consegue ter contato com a natureza. Se houver algum obstáculo externo, escreva.

- Também pode haver alguns *obstáculos internos* que dificultam que você viva a sua vida de acordo com seus valores essenciais. Por exemplo, você tem medo do fracasso, duvida das suas habilidades, ou a sua crítica interna está atrapalhando? Talvez você ache que não merece passar um dia despreocupado ao ar livre. Escreva aqui todos os seus obstáculos internos.

Manual de *mindfulness* e autocompaixão **99**

- Agora, reflita se *autobondade e autocompaixão podem ajudá-lo a viver de acordo com seus valores verdadeiros*, por exemplo, ajudando-o a superar obstáculos internos, como a sua crítica interna. A autocompaixão pode ajudá-lo de alguma forma a se sentir suficientemente seguro e confiante para tomar novas atitudes, ou arriscar falhar, ou parar de fazer coisas que são uma perda de tempo? Ou você pode expressar seus valores na vida de alguma forma que não havia pensado antes? Por exemplo, conseguir um emprego com um horário mais flexível para que você possa acampar com mais frequência?

- Por fim, existem *obstáculos insuperáveis* para poder viver de acordo com os seus valores. Você consegue dar a si mesmo compaixão por essa dificuldade? Ou seja, não abandonar seus valores apesar das condições? E, se o problema insuperável for que você é *imperfeito*, como todos os seres humanos são, você consegue se perdoar por isso também?

REFLEXÃO

Como foi esse exercício para você? Encontrou algo inesperado?

Algumas pessoas têm dificuldade de identificar seus valores essenciais quando fazem esse exercício. É possível que estejamos vivendo nossas vidas tão intensamente que não fazemos uma pausa para considerar quais valores são profundamente significativos para nós. Nesse caso, a autocompaixão vem na forma de simplesmente ser feita a pergunta: "Com o que eu me importo?". Seus valores são verdadeiramente seus ou são os valores que outras pessoas lhe disseram que você *deveria ter*?

Outras pessoas podem ter clareza dos valores essenciais delas mesmas, mas se decepcionam porque não estão vivendo de acordo com eles. Embora seja útil considerar se a autocompaixão pode nos ajudar a deixar de lado coisas que se atravessam no nosso caminho, é igualmente importante reconhecer que, mesmo que tentemos, algumas vezes simplesmente não conseguimos viver de acordo com nossos valores essenciais. Se esse for o seu caso, veja se você consegue aceitar que viver uma vida humana é complicado, ao mesmo tempo que mantém acesa a chama dos seus desejos mais profundos ardendo em seu coração. Você poderá descobrir que uma pequena expressão de um valor essencial pode fazer uma grande diferença na sua vida.

PRÁTICA INFORMAL

Vivendo com um Voto

Com frequência nossos sentimentos de insatisfação, frustração e ansiedade se originam da consciência de que não estamos vivendo de acordo com nossos valores essenciais. Quando descobrimos que estamos "no lugar errado, na hora errada, fazendo a coisa errada com a pessoa errada", está na hora de nos lembrarmos dos nossos valores essenciais.

Um valor essencial pode se transformar em um voto para nos ajudar a lembrar. *O que é um voto?*

- Um voto é uma *aspiração* para a qual podemos continuamente nos reorientar quando nos perdemos em nossas vidas.
- Um voto *ancora* nossa vida no que é mais importante. Não é um contrato obrigatório.

Um voto *funciona como a respiração* nas meditações de respiração – um lugar seguro para onde podemos voltar quando estamos perdidos e à deriva no nosso dia a dia.

Precisamos ser muito compassivos com nós mesmos quando notamos que estamos à deriva – sem vergonha ou autorrecriminação – e, então, retomamos o foco nos nossos valores essenciais.

Escolha um valor essencial importante que você descobriu com o último exercício e que gostaria de manifestar pelo resto da sua vida.

Agora, tente escrevê-lo na forma de um voto: "Que eu possa..." ou "Eu prometo... da melhor forma que puder".

_____

_____

_____

_____

Manual de *mindfulness* e autocompaixão **101**

_____

_____

_____

_____

_____

_____

Feche os olhos e repita o seu voto várias vezes silenciosamente.

REFLEXÃO

Você conseguiu criar um voto que fosse significativo? Como foi determinar sua intenção dessa forma?

Muitas pessoas acham que dizer um voto todos os dias ajuda a mantê-las no caminho, como programar um GPS para encontrar seu caminho para casa. Se quiser, antes de sair da cama pela manhã, você pode colocar a mão sobre o coração e dizer seu voto algumas vezes e depois se levantar. Pode fazer o mesmo antes de dormir. Algumas vezes é útil fazer um pequeno ritual, como acender uma vela, quando você fizer seu voto.

EXERCÍCIO

O Lado Bom – "Silver Linings"

Outro aspecto importante de viver profundamente é aprender com as dificuldades e os desafios em nossas vidas. Embora a maioria de nós tenha medo de dificuldades e fracasso, geralmente são essas experiências que nos ensinam as lições que não teríamos aprendido de outra forma. Thich Nhat Hanh diz: "Sem lodo não há lótus". Em outras palavras, se não estivéssemos enraizados na sujeira da vida, não seríamos capazes de florescer até o nosso potencial pleno. Os desafios podem nos forçar a ir mais fundo e descobrir recursos e percepções que não sabíamos que tínhamos. O ditado "Há

> O crescimento até nosso pleno potencial começa por estarmos enraizados no lodo.

males que vêm para o bem" se refere a essa verdade. Uma das dádivas da autocompaixão é que ela nos permite estarmos presentes com nosso sofrimento sem sermos arrebatados, dando-nos o apoio necessário para que ocorra crescimento e descoberta.

Antes de começar este exercício, você pode respirar profundamente duas ou três vezes e fechar os olhos por alguns momentos para se acomodar e se centrar. Tente colocar as mãos sobre o coração ou use algum outro toque calmante como um gesto de apoio e bondade.

- Pense em uma dificuldade passada na sua vida que parecia muito difícil ou mesmo impossível de suportar no momento e que, olhando para trás, lhe ensinou uma coisa importante. Escolha um evento que esteja suficientemente distante no passado, que esteja claramente resolvido e com o qual você tenha aprendido o que precisava aprender. Qual foi a situação? Por favor, escreva.

- Que lição mais profunda esse desafio ou crise lhe ensinou que você provavelmente jamais teria aprendido de outra forma? Escreva isso também.

- Como um experimento mental, considere se existe uma dificuldade *atual* na sua vida que também poderia ter um lado bom. E, caso exista, que *lição oculta* pode estar contida no seu dilema atual?

_____

_____

_____

_____

- Como a prática da autocompaixão o ajudaria a se sentir seguro e forte nessa situação para que você possa aprender o que precisa aprender?

_____

_____

_____

_____

_____

_____

_____

_____

_____

REFLEXÃO

Como foi sua experiência com esse exercício? Conseguiu encontrar um lado potencialmente bom em uma dificuldade atual ou considerar como a autocompaixão pode ajudá-lo a fazer isso?

Algumas vezes, situações difíceis não têm um lado bom, e é uma conquista significativa simplesmente ter sobrevivido. Se esse for o seu caso, reserve um momento para valorizar a sua resiliência.

Lembre-se de que a aprendizagem que se origina das dificuldades nos ajuda a reestruturar nosso sofrimento sob uma perspectiva mais positiva. É claro que esse processo não pretende negar a dificuldade. Se você teve dificuldades em ver o lado bom de uma situação atual, isso é apenas natural, e não deve ser forçado. Simplesmente abrir-se para a possibilidade de que uma dificuldade contém crescimento pode nos ajudar a suportar as coisas com um pouco mais de leveza.

ESTAR DISPONÍVEL PARA OS OUTROS SEM NOS PERDERMOS

Uma forma como a autocompaixão transforma nossas vidas é nos permitindo dar aos outros sem nos perdermos. Quando estamos presentes para outras pessoas enquanto elas experimentam dor, sentimos literalmente a dor dentro de nós. Alguns cientistas postularam um tipo especial de neurônio dedicado a perceber no nosso próprio corpo o que os outros estão sentindo, denominado *neurônios-espelho*. Também existem áreas no cérebro dedicadas a avaliar situações sociais e entrar em ressonância com as emoções dos outros. Esse tipo de ressonância empática geralmente acontece a nível visceral, pré-verbal.

A ressonância empática é evolutivamente adaptativa porque nos permite cooperar uns com os outros para melhor criarmos nossos filhos e nos defendermos contra o perigo. Somos programados para a interação social. Embora a empatia seja geralmente uma coisa boa, ela também pode ser um problema, porque quando estamos em ressonância com os outros na dor – especialmente com pessoas que conhecemos bem – sentimos sua dor como nossa. Às vezes, o sofrimento empático pode ser uma sobrecarga. Quando isso acontece, podemos experimentar várias manobras para evitar e reduzir o *nosso* sofrimento, como, por exemplo, sair da sintonia com a outra pessoa ou tentar resolver o problema. (Para saber mais sobre esse tópico, veja os Capítulos 18 e 19.)

Você já se perguntou por que, quando tentava contar a alguém uma dificuldade que estava tendo, o ouvinte imediatamente se apressava em aconselhar como resolvê-lo sem realmente ouvir a sua história? E *você* já fez isso com alguém? Essa reação é muito comum, mas por que fazemos isso? Um dos motivos é porque é desconfortável estar na presença da dor de outra pessoa porque estamos sentindo junto a sua dor. O sofrimento empático também pode trazer à tona medos ou lembranças desconfortáveis da nossa própria vida.

Maria se considerava um tipo sensível, sempre querendo ajudar os outros. Um dia, sua amiga Ayesha a convidou para sair e tomar uma xícara de café. Em lágrimas, Ayesha contou a Maria sobre o rompimento recente com um namorado de muito tempo. No entanto, em vez de deixar Ayesha contar sua história, Maria ficou interrompendo a amiga, lembrando-a de que tudo ia ficar bem e de que ela encontraria outra pessoa. Por fim exasperada, Ayesha desabafou: "Por que você não consegue simplesmente me ouvir? Eu estou triste e preciso desabafar. Talvez eu fique bem algum dia, mas não estou bem agora. Preciso que você esteja aqui ao meu lado agora!". Visivelmente incomodada, Ayesha se levantou e saiu da mesa.

Embora Maria estivesse tentando ajudar, sua abordagem só fez as coisas piorarem. Aqueles de nós que somos solucionadores de problemas podemos nos sentir particularmente inclinados a "consertar" a dor dos outros. Embora sejamos bem-intencionados, o ato de interromper os outros sem ouvir completamente e validar a sua dor pode romper a conexão emocional com o interlocutor. O interlocutor provavelmente estava esperando, consciente ou inconscientemente, receber compaixão. Compaixão é um recurso que possibilita que alguém suporte a dor sem ter que fazê-la sumir imediatamente. Também nos permite cuidar da *pessoa* que está vivenciando a dor com grande sensibilidade.

> Ter empatia pelos outros começa pela compaixão por nós mesmos.

Como mantemos a conexão emocional com pessoas em sofrimento? Primeiramente, precisamos estar em conexão com *nós mesmos* – precisamos estar conscientes do nosso próprio sofrimento empático e ser compassivos com nós mesmos. Quando estamos abertos e receptivos a nossas reações contínuas ao interlocutor e temos compaixão pelo quanto algumas vezes é difícil ouvir, podemos permitir que a outra pessoa fale sem precisar interrompê-la ou nos distrairmos durante a conversa.

Depois que Ayesha saiu e Maria teve a chance de refletir, ela percebeu o quanto foi sofrido ver sua amiga tão perturbada. Ela só queria parar a dor de Ayesha, oferecendo conselhos úteis, o que obviamente saiu pela culatra, porque Ayesha não recebeu a escuta compassiva pela qual esperava desesperadamente. Além disso, o sentimento de Maria de estar sobrecarregada foi amplificado por memórias de um rompimento parecido que ela mesma havia passado um ano antes. Maria gostava muito de sua amiga, então foi até a casa dela naquela noite para se desculpar e pedir para conversar um pouco mais. Desta vez, enquanto Ayesha relatava a sua história, Maria praticou a Escuta Compassiva (veja a página 108). Sempre que Maria se sentia desconfortável, oferecia a si mesma uma inspiração longa e confortante. Ela logo descobriu que era muito mais fácil ouvir Ayesha. Ela estava feliz e aliviada por ter conseguido realmente estar ali para sua amiga depois de tudo – e também estar ali para ela mesma.

MEDITAÇÃO

Dando e Recebendo Compaixão

Esta meditação se baseia em duas meditações anteriores – Meditação Afetiva (Capítulo 6) e Bondade-Amorosa por Nós Mesmos (Capítulo 10) – e envolve a consciência da respiração e o cultivo intencional de bondade e compaixão. Esta é a terceira meditação principal do curso de MSC. Podemos inspirar por nós mesmos e expirar pelos outros. Expirar expande a meditação para incluir os outros, e inspirar nos ajuda a lembrar de sermos autocompassivos. (Você pode encontrar uma orientação gravada desta meditação *on-line* [em inglês] em www.guilford.com/neff-materials.)

> Do que você precisa para se sentir seguro e confortável com os outros?

- Sente-se confortavelmente, feche os olhos e, se quiser, coloque uma mão sobre o coração ou outro lugar calmante como um lembrete para trazer não só consciência, mas consciência *amorosa*, à sua experiência e a você mesmo.

Saboreando a Respiração

- Respire profundamente, respirações relaxantes, observando como a sua respiração alimenta o seu corpo enquanto você inspira e acalma o seu corpo enquanto expira.
- Agora, deixe que a sua respiração encontre o seu ritmo natural. Continue sentindo as sensações da inspiração e da expiração. Se desejar, permita-se balançar suavemente seu corpo e ser acariciado pelo ritmo da sua respiração.

Aquecimento da Consciência

- Agora, focalize sua atenção na sua *inspiração*, permitindo-se saborear a sensação do ar entrando, observando como sua inspiração alimenta seu corpo, a cada respiração... então, solte o ar.
- Enquanto respira, comece a respirar com bondade e compaixão por si mesmo. Apenas sinta a qualidade da bondade e da compaixão enquanto inspira ou, se preferir, deixe que uma palavra ou imagem navegue na sua inspiração.
- Agora, mude o seu foco para a sua *expiração*, sentindo seu corpo soltar o ar, sentindo a facilidade da expiração.
- Traga à mente alguém *que você ama* ou *alguém que está tendo dificuldades e precisa de compaixão*. Visualize essa pessoa claramente na sua mente.
- Comece a direcionar a sua expiração para essa pessoa, oferecendo a tranquilidade da expiração.
- Se desejar, envie bondade e compaixão para essa pessoa a cada expiração, uma após a outra.

Inspirar para Mim, Expirar para Você

- Agora, foque na sensação da respiração *entrando e saindo,* saboreando a sensação da inspiração e da expiração.
- Comece a inspirar para você mesmo e a expirar para outra pessoa. "Inspirar para mim e expirar para você." "Uma para mim e uma para você."
- Enquanto respira, traga bondade e compaixão para dentro de você e expire bondade e compaixão para a outra pessoa.
- Se desejar, você pode focar um pouco mais em si mesmo ("Duas para mim e uma para você") ou na outra pessoa ("Uma para mim e três para você") ou simplesmente deixar um fluxo igual – o que lhe parecer certo no momento.
- Deixe de lado qualquer esforço desnecessário, permitindo que esta meditação seja tão fácil quanto respirar.
- Permita que sua respiração flua, entrando e saindo, como o movimento suave do oceano – um fluxo sem limites, sem fronteiras –, fluindo para dentro e para fora. Permita-se ser *parte* desse fluxo sem limites e sem fronteiras. Um oceano de compaixão.
- Abra os olhos suavemente.

REFLEXÃO

O que você observou nessa meditação? O que sentiu? Foi mais fácil inspirar para você ou expirar para o outro? Você conseguiu ajustar o fluxo quando necessário, focando mais em si mesmo ou no outro, de acordo com quem tinha necessidade mais evidente?

Pode ser um grande alívio dar compaixão a nós mesmos enquanto estamos sendo compassivos com os outros. Algumas pessoas, no entanto, não gostam de focar em si mesmas, especialmente se a outra pessoa estiver vivenciando muita dor. É importante ajustar a direção da nossa respiração para que ela pareça adequada. Às vezes, pode ser bom focar na expiração para o outro, outras vezes, principalmente na inspiração para nós mesmos. Desde que todos estejam incluídos no círculo de compaixão, um estado natural de equilíbrio acabará sendo encontrado.

Essa meditação forma a base de outras práticas concebidas para nos ajudar a estarmos disponíveis para os outros sem nos perdermos e pode ser uma parte maravilhosa da nossa prática diária de 30 minutos.

PRÁTICA INFORMAL

Escuta Compassiva

Esta é uma prática que você pode experimentar na próxima vez em que estiver ouvindo alguém que esteja lhe contando uma história de sofrimento. Ela vai ajudá-lo a manter uma conexão emocional com o interlocutor e evitar que você se sinta sobrecarregado.

ESCUTA CORPORIFICADA

- O primeiro passo é *ouvir de uma forma corporificada*. Ouvir com o seu corpo inteiro, permitindo-se sentir todas as sensações que surgirem em seu corpo, além de prestar atenção aos seus olhos e ouvidos. E, se lhe parecer certo, permita-se se revestir de uma presença amorosa e conectada (isso é compaixão). Deixe que seu corpo irradie essa energia em ambas as direções – em direção a você mesmo e também na direção do interlocutor.
- Enquanto escuta, você terá muitas reações naturais. Por exemplo, você pode se perceber emocionalmente conectado ou sobrecarregado pelo que houve, pode se distrair com a sua própria história na medida em que ela se relaciona com o que está ouvindo ou pode sentir uma necessidade urgente de interromper o interlocutor e tentar "consertar" o problema da pessoa.

DANDO E RECEBENDO COMPAIXÃO

- Quando perceber que a sua atenção está se dispersando, essa é a hora em que você pode começar a praticar Dando e Recebendo Compaixão informalmente, *in loco*. Apenas foque na sua respiração por um momento, inspirando compaixão por você mesmo e expirando para o interlocutor. Inspirar para você mesmo vai reconectá-lo com o seu corpo, e expirar vai reconectá-lo com o interlocutor, permitindo que você esteja presente no meio da dor do interlocutor. Dar alguma atenção à expiração dessa maneira também pode satisfazer seu impulso de ajudar o interlocutor tentado consertar seu problema (i.e., interrompendo).
- Continue inspirando e expirando compaixão até que consiga voltar a ouvir com todo o seu corpo. Não queremos focar *excessivamente* na nossa respiração enquanto ouvimos porque esse tipo de multitarefa pode distrair. Em vez disso, a respiração compassiva é simplesmente uma rede de segurança para nos segurar quando ficamos distraídos e que nos traz de volta para a presença amorosa e conectada. Em outras palavras, é estar disponível para os outros sem nos perdermos.

REFLEXÃO

Depois de experimentar essa prática algumas vezes enquanto ouve os outros, reflita sobre como ela repercute na sua experiência de escuta. Se achar que a respiração está distraindo-o, talvez você possa diminuir a intensidade do foco na sua respiração. Mas, se achar que ainda está sendo sobrecarregado pelo sofrimento empático, ou o seu impulso de consertar estiver tomando conta de você, pode ser indicado ficar mais centrado no seu corpo e inspirar para você mesmo e expirar para o outro enquanto escuta. Experimente isso até encontrar um equilíbrio que funcione para você.

ENFRENTANDO EMOÇÕES DIFÍCEIS

A vida não é fácil. Frequentemente ela nos traz situações desafiadoras e, com elas, emoções difíceis como raiva, medo, preocupação e pesar. Com uma certa idade, aprendemos que não adianta correr dos nossos problemas; precisamos lidar com eles diretamente.

Contudo, quando *nos voltamos para* as emoções difíceis, mesmo com *mindfulness* e autocompaixão, nossa dor com frequência aumenta inicialmente e nosso instinto natural é fugir. Mas, se quisermos nos curar, precisamos enfrentá-la – a única saída é enfrentar. Precisamos ter a coragem de entrar em contato com a dor emocional se quisermos viver uma vida saudável e autêntica. Entretanto, isso significa que precisamos enfrentar todas as nossas emoções difíceis na sua intensidade absoluta? Felizmente, não. Alguém certa vez perguntou ao professor de meditação Thich Nhat Hanh o quanto de sofrimento emocional devemos permitir entrar em nossa prática. Sua resposta foi "não muito!".

> Precisamos nos voltar para nossas emoções difíceis e estar com elas para que possamos nos curar.

Experimentar desconforto é necessário para que surja a autocompaixão, mas precisamos apenas *tocar* a dor emocional para cultivar a compaixão, e podemos seguir lentamente para não ficarmos sobrecarregados. A arte da autocompaixão prevê voltar-se *gradualmente* para o desconforto emocional quando ele surge.

São cinco os estágios da aceitação quando enfrentamos emoções difíceis, e cada estágio sucessivo corresponde a uma liberação gradual da resistência emocional.

- *Resistir:* lutar contra o que vem – "Vá embora!"
- *Explorar:* voltar-se para o desconforto com curiosidade – "O que estou sentindo?"
- *Tolerar:* suportar a insegurança, mantendo-se firme – "Eu não gosto disso, mas posso suportar."
- *Permitir:* deixar que os sentimentos venham e vão – "Tudo bem, posso abrir espaço para isso."
- *Tornar-se amigo:* considerar os benefícios das experiências emocionais difíceis – "O que eu posso aprender com isso?"

Os leitores podem usar os estágios da aceitação como um guia para saber como se manter seguros enquanto se engajam nos exercícios deste livro. Pode ser recomendável recuar em um exercício se lhe parecer uma sobrecarga, talvez apenas mantendo a curiosidade em vez de se abrir completamente para as emoções difíceis. Dar um passo atrás a serviço da segurança pode ser a melhor lição que você pode aprender na autocompaixão.

> Pergunte-se do que você precisa – você precisa se abrir ou se fechar?

Os recursos de *mindfulness* e autocompaixão nos ajudam a trabalhar com emoções difíceis sem evitá-las ou resistir a elas, mas também sem sermos sobrecarregados por elas.

Existem três estratégias particularmente úteis para trabalhar com emoções difíceis:

- Rotular as emoções
- Estar consciente das emoções no corpo
- Abrandar-acalmar-permitir

As duas primeiras abordagens estão baseadas em *mindfulness*, e a terceira é mais orientada para a autocompaixão.

ROTULANDO EMOÇÕES

"Nomeie ou dome." Nomear ou rotular emoções difíceis nos ajuda a nos desembaraçarmos, ou "descolarmos" delas. Pesquisas mostram que, quando rotulamos emoções difíceis, a amígdala – uma estrutura cerebral que registra o perigo – se torna menos ativa e tem menos probabilidade de desencadear uma reação de estresse no corpo. Quando dizemos gentilmente "Isso é raiva" ou "O medo está surgindo", costumamos sentir alguma liberdade emocional – existe algum espaço em torno do sentimento. Em vez de ficarmos perdidos na emoção, podemos reconhecer que estamos

> Nomear uma emoção difícil nos ajuda a não nos perdermos nela.

tendo a emoção e que, portanto, temos mais escolhas de como responder a ela.

CONSCIÊNCIA DAS EMOÇÕES NO CORPO

"Sinta e cure." As emoções têm componentes mentais e físicos – pensamentos e sensações corporais. Por exemplo, quando estamos com raiva, gastamos muito tempo em nossas mentes justificando nosso ponto de vista e planejando o que vamos dizer ou o que deveríamos ter dito. Também sentimos tensão física no abdome quando o corpo se prepara para uma batalha.

É mais desafiador administrar uma emoção difícil trabalhando com os nossos pensamentos porque somos muito facilmente arrebatados por eles. É um pouco mais fácil trabalhar com as sensações físicas da emoção. Os pensamentos se movem tão rapidamente que é difícil se ater a eles por tempo suficiente para transformá-los. Por sua vez, o corpo se movimenta de forma relativamente lenta. Quando localizamos e ancoramos nossas emoções no corpo, encontramos as verdadeiras sensações físicas da emoção e as mantemos em plena consciência – a emoção difícil geralmente começa a mudar sozinha.

> *Quando Keila, uma mãe solteira, viu a conta da livraria da faculdade, ficou chocada com o quanto devia. Ela havia dado à sua filha, Dina, um cartão de crédito quando ela entrou na faculdade para comprar livros e materiais, mas não tinha ideia de como os livros eram caros hoje em dia. Keila começou a ficar transtornada, transpirando e contorcendo as mãos. Sua conta no banco já estava no vermelho depois de ter pago a mensalidade do semestre de outono de Dina. Como ela iria pagar por isso? Teria que trabalhar mais horas? Seu médico já havia dito que sua pressão estava muito alta. Talvez pedir ajuda a seu ex-marido? Sem chance! Ele tinha uma nova família e já havia dito que estava cortando o apoio para Dina depois que ela fez 18 anos. Desgraçado! Ela teria que ligar para a filha e lhe dizer para devolver os livros e, com sorte, pedir os livros emprestados de uma amiga. Ou talvez Dina devesse se transferir para uma faculdade comunitária mais barata?*
>
> *Keila sabia que precisava se acalmar e tentar aplicar alguma das técnicas de mindfulness que havia aprendido. Ela se serviu uma xícara de chá. Por fim, encontrou o espaço mental para se perguntar o que estava sentindo. "Medo? Espere, não... tristeza!" Seria muito triste tirar Dina da universidade a que ela tanto se esforçara para entrar. Sim, a conta era mais alta que o esperado, mas isso não iria arruiná-la. E seu bônus já iria chegar em breve, o que ajudaria a cobrir o saque a descoberto. Simplesmente nomear e validar suas emoções possibilitou que Keila tivesse uma perspectiva da sua situação e visse as coisas com mais clareza.*

Depois disso, Keila tentou descobrir onde residia a tristeza no seu corpo. Ela sentia principalmente na região do coração, como um sentimento de vazio. Além disso, também sentia um peso. Quando direcionou sua consciência para a região do coração no seu corpo, a intensidade da sua tristeza diminuiu ainda mais.

ABRANDAR-ACALMAR-PERMITIR

As emoções difíceis são ainda mais transitórias – elas passam através de nós com mais facilidade – quando estabelecemos um relacionamento mais amoroso e receptivo com elas. Quando nossa consciência tem uma qualidade receosa, estamos menos abertos a nossas emoções e quase não toleramos a experiência. No entanto, quando nossa consciência é terna e calorosa, temos a força para sentir o que está acontecendo dentro de nós e dar a nós mesmos o que precisamos.

Abrandar-acalmar-permitir é um conjunto de respostas compassivas para as emoções difíceis que podemos encontrar no corpo. Podemos oferecer conforto a nós mesmos de três maneiras:

- *Abrandando* – compaixão física
- *Acalmando* – compaixão emocional
- *Permitindo* – compaixão mental

A técnica abrandar-acalmar-permitir acrescenta compaixão às duas abordagens prévias de *mindfulness*. Em vez de simplesmente manter nossa experiência difícil na percepção ampla, nós a acolhemos com calidez. A compaixão proporciona uma medida extra da segurança emocional, para que tenhamos o espaço para trabalhar nossas emoções e aprender com elas.

Quando Keila foi para a cama naquela noite, teve problemas para adormecer. Ela ainda estava perturbada, então tentou usar a prática abrandar-acalmar-permitir que havia aprendido. Primeiro, voltou a rotular o que estava sentindo – ainda tristeza, principalmente, também com um pouco de medo – e sentia a forte dor no coração como antes. Então, acrescentou um pouco de compaixão à mistura. Abrandou seu corpo para que não ficasse com a sensação no peito. Então, colocou uma mão confortadora sobre o coração e gentilmente bateu no peito, fazendo pequenos círculos de forma suave e falou consigo mesma como falaria com uma boa amiga. "Lamento a pressão financeira que você está passando agora, querida. Isso não é justo. E, é claro, isso a entristece – você quer o melhor para a sua filha. De alguma maneira vamos resolver isso."

Depois que Keila deu a si mesma compreensão e apoio, sua tristeza já não parecia tão devastadora. Ela pôde permitir-se estar ali, suportando-a com grande ternura. Também percebeu que havia alguma coisa a ser aprendida com a situação. Com frequência ela causava a si mesma um sofrimento desnecessário, pressupondo o pior cenário, e esse era um fator importante que contribuía para a sua pressão alta. Mas ela realmente não precisava se impor esse tormento. Quando Keila suportou seu medo e tristeza (e a ela mesma!) de uma forma corajosa e bondosa, aquilo não a derrotou. Essa percepção deu a ela a confiança de que seria capaz de enfrentar outros desafios que tinha pela frente, particularmente como mãe solteira.

114 Neff & Germer

PRÁTICA INFORMAL ———————————————————

Trabalhando com Emoções Difíceis

As três abordagens das emoções difíceis descritas anteriormente podem ser praticadas de forma separada ou em conjunto e são mais bem aplicadas na vida diária, quando você mais precisa delas. Você pode usar as instruções a seguir para praticar essas habilidades ou ouvir uma gravação disponível *on-line* (em inglês), acessando www.guilford.com/neff-materials.

- Encontre uma posição confortável, sentado ou deitado, feche os olhos e respire três vezes de forma relaxante.
- Coloque a mão sobre o coração, ou outro lugar calmante, por alguns momentos para se lembrar de que você está aí para você e de que também merece bondade.
- Deixe-se recordar de uma *situação leve a moderadamente difícil* que você esteja enfrentando no momento, talvez um problema de saúde, estresse em um relacionamento ou uma pessoa amada em sofrimento. Não escolha um problema muito difícil ou um problema trivial – escolha um problema que possa gerar um pouco de estresse no seu corpo quando você pensar nele.
- Visualize claramente a situação. *Quem* está envolvido? *O que está acontecendo?*

ROTULANDO EMOÇÕES

- Enquanto você revive essa situação, observe se alguma emoção surge internamente em você. Em caso afirmativo, veja se surge um rótulo para a emoção, um nome. Por exemplo:
  - Raiva
  - Tristeza
  - Pesar
  - Confusão
  - Medo
  - Anseio
  - Desespero
- Se estiver tendo muitas emoções, veja se você tem um nome para a emoção mais forte associada à situação.
- Agora, repita o nome da emoção para si mesmo em uma voz gentil e compreensiva, como se estivesse validando para um amigo o que ele estava sentindo: "Isso é angústia", "Isso é pesar".

CONSCIÊNCIA DAS EMOÇÕES NO CORPO

- Agora, expanda a sua consciência para seu corpo como um todo.
- Relembre a situação difícil mais uma vez e faça um escaneamento no seu corpo para encontrar onde você a sente mais facilmente. Na sua imaginação, faça um escaneamento no seu corpo da cabeça aos pés, parando onde conseguir sentir um pouco de tensão e desconforto.
- Apenas sinta o que é "possível ser sentido" no seu corpo no momento. Nada mais.
- Agora, se puder, *escolha uma localização do corpo* onde o sentimento se expressa com mais força, talvez como um ponto de tensão muscular, um sentimento de vazio ou mesmo uma dor no coração.
- Na sua mente, volte-se suavemente para esse ponto. Permita que a sua consciência habite completamente a sensação física da emoção no seu corpo.

ABRANDAR-ACALMAR-PERMITIR

- Agora, **abrande** o local do seu corpo no qual você sente uma emoção difícil. Deixe os músculos suavizarem, deixe-os relaxarem, como se você estivesse mergulhando em água morna. Abrande... abrande... abrande... Lembre-se de que não estamos tentando mudar o sentimento – estamos apenas acolhendo-o de uma forma suave.
- Se desejar, abrande um pouco em torno, pelas bordas.
- Agora **se acalme** em relação a essa situação difícil.
- Se desejar, coloque a mão sobre a parte do seu corpo que sente desconfortável e apenas sinta o toque suave da sua mão, talvez imaginando calor e bondade fluindo através dela para dentro do seu corpo, talvez mesmo pensando no seu corpo como se ele fosse o corpo de uma criança amada.
- Há algumas palavras confortadoras que você precise ouvir? Em caso afirmativo, imagine que tenha um amigo que também esteja com dificuldades. O que diria a ele? ("Lamento que se sinta assim." "Eu me importo profundamente com você.") Você consegue oferecer a si mesmo uma mensagem semelhante? ("Oh, é tão difícil sentir isso." "Que eu possa ser bondoso comigo mesmo.")
- Se precisar, sinta-se livre para abrir os olhos sempre que desejar ou abandone o exercício e apenas sinta a sua respiração.
- Por fim, **permita** que o desconforto esteja presente. Abra espaço para ele, abrindo mão da necessidade de fazê-lo ir embora.
- Permita-se ser exatamente como você é, exatamente assim, mesmo que apenas por este momento.
- Se desejar, você pode repetir o ciclo com sua emoção, indo um pouco mais fundo a cada vez, acompanhando a sensação se ela se movimentar em seu corpo ou, ainda, se ela se transformar em uma emoção diferente. Abrande... acalme... permita. Abrande... acalme... permita.
- Agora, deixe a prática e foque no seu corpo como um todo. Permita-se sentir o que você sentir, seja exatamente como você é neste momento.

REFLEXÃO

Você observou alguma mudança quando *rotulou* a emoção? O que observou quando explorou *seu corpo* na busca da sensação física associada à emoção? O que aconteceu quando você *abrandou* essa parte do corpo, *se acalmou* e *permitiu* que ela estivesse ali? A emoção mudou durante o exercício, ou a manifestação física se movimentou um pouco pelo seu corpo? Você encontrou alguma dificuldade com essa prática?

Algumas pessoas têm dificuldade em encontrar uma localização no seu corpo que corresponda a uma emoção. Um dos motivos é que algumas pessoas simplesmente têm mais consciência da sensação corporal do que outras (uma habilidade denominada "interocepção"). Outro motivo é que podemos ficar entorpecidos quando uma emoção é muito forte. Em qualquer um dos casos, você pode focar no que quer que esteja ali, talvez uma sensação mais geral de inquietação no corpo ou mesmo entorpecimento, com percepção consciente e compassiva.

Às vezes, a emoção que aparece primeiro se transforma em uma emoção diferente ou muda de localização. Por exemplo, o que pode começar como uma emoção de medo e tensão atrás dos olhos pode se transformar em um peso na boca do estômago. Quando somos capazes de identificar e sentir e compassivamente nos permitimos experimentar nossas emoções, com frequência descobrimos camadas mais profundas de emoção abaixo delas.

Se você começar a se sentir mais sobrecarregado enquanto realiza alguma prática deste livro, deixe o exercício até que se sinta seguro e confortável novamente. A cura leva tempo, e nossos limites precisam ser respeitados. Devagar se vai ao longe.

AUTOCOMPAIXÃO E VERGONHA

A vergonha se origina do desejo inocente de ser amado – merecer afeição e pertencer. Todos nós nascemos com o desejo de ser amados. Quando conseguimos ser amados quando bebês, tudo o que precisamos está incluído – alimentação, vestuário, abrigo e conexão. Quando adultos, ainda precisamos uns dos outros para sobreviver – para criar os filhos e nos protegermos do perigo. Vergonha é o sentimento de que alguma coisa está fundamentalmente errada conosco e que nos tornará inaceitáveis ou não merecedores de amor. Uma das razões por que a vergonha é tão intensa é que parece que a nossa própria sobrevivência está em jogo.

A vergonha, na verdade, tem três paradoxos curiosos:

- Parece condenável, mas é uma emoção inocente.
- Parece solitária e isolada, mas é uma emoção universal.
- Parece permanente e abrangente, mas é um estado emocional transitório que corresponde apenas em parte a quem somos.

Arun era gerente de alto nível de uma companhia de seguros de saúde nos Estados Unidos, mas ficava paralisado por sentimentos de vergonha sempre que tinha que falar em frente a um grupo no trabalho. Não importa o quanto estivesse preparado ou informado sobre o tema, Arun se sentia desarticulado e desastrado e tinha certeza de que as outras pessoas iriam descobrir que ele era um impostor que não deveria estar em uma posição de autoridade. Arun queria muito ser considerado um bom líder, mas estava constantemente lutando contra sentimentos de inadequação. O fato de o inglês ser sua segunda língua também não ajudava. Depois desses "ataques de vergonha", como ele os chamava, Arun frequentemente trancava a porta do seu escritório e se escondia.

Há uma diferença entre culpa e vergonha. Culpa se refere a se sentir mal em relação a um comportamento; vergonha é se sentir mal em relação a nós mesmos. A culpa diz "eu *fiz* alguma coisa ruim"; a vergonha diz "eu *sou* ruim". A culpa pode, na verdade, ser uma emoção produtiva, pois nos motiva a reparar as situações quando necessário. No entanto, ela é normalmente improdutiva, porque nos paralisa e nos torna incapazes de ter uma ação efetiva. Pesquisas mostram que a autocompaixão nos permite experimentar nossos sentimentos de tristeza, pesar e culpa sem ficarmos presos a sentimentos de vergonha.

> Culpa é sobre nosso comportamento; vergonha é sobre nós mesmos.

CRENÇAS BÁSICAS NEGATIVAS

Existem pensamentos repetitivos específicos que passam pela nossa mente quando a vida se torna difícil – dúvidas persistentes com frequência originadas na infância que parecem patentemente claras e verdadeiras em nossos momentos mais vulneráveis. Estas são nossas crenças básicas negativas que se encontram na raiz da vergonha. Alguns exemplos são:

- "Eu sou medíocre."
- "Não mereço ser amado."
- "Eu sou indefeso. "
- "Eu sou inadequado."
- "Eu sou um fracasso."

Na verdade, as crenças básicas negativas comuns que os seres humanos têm sobre si mesmos são limitadas a um número de, talvez, 15 a 20. Como há mais de 7 bilhões de pessoas no planeta, podemos concluir que qualquer imperfeição que imaginamos nos separar do resto da humanidade pode, na verdade, ser compartilhada por meio bilhão de pessoas!

A vergonha é mantida pelo silêncio. As crenças básicas negativas persistem porque as escondemos dos outros (e de nós mesmos). Tememos ser rejeitados se esses aspectos se tornarem conhecidos. Esquecemos que outras pessoas têm os mesmos sentimentos que nós e também se sentem anormais e isoladas. Quando revelamos nossas crenças básicas negativas, pelo menos a nós mesmos, elas começam a perder seu poder sobre nós.

> Esconder nossa vergonha a mantém viva.

Todos nós temos pontos fortes e pontos fracos. Não podemos nos resumir simplesmente como com valor ou sem valor, como merecedores de sermos amados ou não. Como seres humanos, somos multifacetados e complexos. A autocompaixão abraça todas as partes de nós mesmos em consciência calorosa e sincera. Quando estamos convencidos de que estamos fatalmente errados, de que sempre fomos assim e de que sempre seremos, na verdade estamos absorvidos por uma parte de nós e não conseguimos ver o resto. Precisamos acolher essa parte, com sua crença básica negativa, e reconhecer nosso *self* completo, para nos libertarmos.

Depois de anos de luta contra seus "ataques de vergonha", Arun finalmente deu um basta. Ele não iria permitir que os sentimentos de inadequação atrapalhassem seu sucesso. Ele sabia que a sua vergonha tinha suas raízes no fato de que seu pai sempre favorecia seu irmão mais velho, Dev, elogiando-o pelas suas conquistas e apontando todas as maneiras em que Arun-Ji (seu apelido) precisava melhorar. Assim, Arun começou a formar uma nova relação com seu eu infantil, a parte dele que achava que nunca poderia estar à altura. Quando brotavam sentimentos de vergonha ou inadequação, Arun se imaginava colocando seu braço em volta do pequeno Arun-Ji, dizendo coisas bondosas e encorajadoras para ele. "Você vai se dar muito bem, e, se cometer um erro, não tem problema, também. Eu vou aceitar e estarei aqui com você, não importa o que aconteça." Arun também colocou uma fotografia sua naquela idade sobre a escrivaninha de casa e falava com ela da forma que gostaria que seu pai tivesse falado com ele.

Depois de vários meses dessa prática, Arun começou a ficar mais confiante para falar nas reuniões da companhia. Sua vergonha não desapareceu, mas ele já não se sentia incapaz, e de fato aprendeu a se tornar amigo dessa parte de si mesmo. Afinal de contas, Arun era um homem crescido com muitos conhecimentos e experiência. Essa sua parte mais inteligente e mais madura sabia muito bem como fornecer o apoio de que o pequeno Arun-Ji precisava.

A autocompaixão é o antídoto definitivo para a vergonha. Ao nos relacionarmos com nossos erros com bondade em vez de com autocrítica, lembrando-nos da nossa humanidade compartilhada em vez de nos sentirmos isolados pelos nossos fracassos, e tendo consciência das nossas emoções negativas (Eu me sinto mal), em vez de nos identificarmos com elas (Eu sou mau), a autocompaixão destrói diretamente o edifício da vergonha. E, acolhendo toda a nossa experiência – inclusive a experiência da vergonha – na presença amorosa e conectada, nos tornamos inteiros novamente.

EXERCÍCIO

Trabalhando com Nossas Crenças Básicas Negativas

Nossas crenças básicas negativas a respeito de nós mesmos são apenas isso – crenças, e não realidade. São pensamentos que estão profundamente arraigados na nossa psique, com frequência formados na nossa juventude, que normalmente têm muito pouco valor como verdade. Porém, enquanto esses pensamentos permanecem inconscientes é grande seu poder sobre nós. Um primeiro passo importante é identificarmos e nos tornarmos conscientes desses pensamentos. Quando trazemos essas crenças para a luz do dia, sua força começa a se dissolver. É como levantar a cortina no Mágico de Oz, revelando que ele não é o grande e poderoso governante que alega ser, mas um charlatão comum do Kansas.

No entanto, pode ser desafiador trabalhar com crenças básicas negativas, especialmente para aquelas pessoas que experimentaram trauma na infância. Verifique como você se sente para determinar se está no momento mental e emocional adequado para fazer este exercício – talvez a coisa mais compassiva a fazer seja pulá-lo. Ou, se atualmente você está vendo um terapeuta, pode fazer mais sentido fazê-lo com alguma orientação e apoio desse profissional.

INSTRUÇÕES

Esta é uma lista das crenças básicas negativas comuns. Observe as crenças que você, às vezes, pode ter e tente identificar se há um contexto particular em que elas surgem (no trabalho, nos relacionamentos, com sua família, etc.).

Não sou suficientemente bom	Sou inadequado	Sou um fracasso
Sou um idiota	Sou indefeso	Sou incapaz
Sou uma fraude	Sou mau	Não mereço ser amado
Não sou desejado	Não tenho valor	Não sou importante
Sou anormal	Sou fraco	Sou impotente

A seguir, veja se você consegue trazer os três componentes da autocompaixão para lidar com suas crenças básicas negativas.

- *Mindfulness:* Escreva de uma maneira objetiva e validando a sensação de como é ter essas crenças negativas. Por exemplo: "É tão doloroso quando eu tenho o pensamento de que não mereço ser amado" ou "É muito difícil sentir que eu sou impotente".

_____
_____
_____
_____
_____
_____

- *Humanidade Compartilhada:* Escreva sobre como suas crenças fazem parte da experiência humana. Por exemplo: "Provavelmente há milhões de pessoas que se sentem como eu" ou "Não estou sozinho ao me sentir dessa maneira".

- *Bondade:* Agora, escreva algumas palavras de compreensão e bondade para você mesmo, expressando preocupação com o sofrimento que experimentou devido a essa crença básica negativa. Você pode tentar escrever para você mesmo como se estivesse falando com um amigo que acabou de admitir que tinha essa crença sobre si mesmo. Por exemplo: "Lamento que se sinta assim. Posso ver o quanto isso é doloroso para você. Por favor, saiba que eu não penso isso a seu respeito".

REFLEXÃO

Como foi esse exercício para você? Conseguiu identificar uma ou duas crenças básicas negativas? Como foi trazer *mindfulness*, humanidade compartilhada e bondade para a experiência de ter essa crença?

Às vezes, as pessoas acham que, quando tentam acolher suas crenças básicas negativas com compaixão, as crenças se afirmam com ainda mais força. Pode ser que esteja ocorrendo *backdraft* (veja o Capítulo 8) – o amor está entrando depressa e a dor antiga está saindo depressa. Outra ocorrência comum é que a parte de nós mesmos que se identificou com a crença básica negativa se sente assustada, como se estivéssemos tentando eliminar essa parte. É importante lembrar que não estamos tentando nos livrar de nossas crenças básicas negativas ou fazê-las desaparecer. Em vez disso, estamos simplesmente tentando nos relacionar com elas de uma forma mais consciente e atenciosa para que elas não tenham tal poder sobre nós.

PRÁTICA INFORMAL

Trabalhando com a Vergonha

Esta prática é semelhante à prática Trabalhando com Emoções Difíceis (veja o Capítulo 16). Podemos rotular o componente cognitivo da vergonha – a crença básica negativa –, bem como identificar onde a vergonha reside no corpo e, então, trazer compaixão para a experiência. Quando desconstruímos a vergonha, é de vital importância lembrar que ela é uma emoção transitória que provém do desejo fundamental de ser amado, que é quase universal. Esses elementos são entrelaçados por meio da prática a seguir.

Mais uma vez, realize esta prática somente se você sentir que é a coisa certa para você neste momento. Caso decida realizar a prática e se sinta desconfortável em algum momento, por favor, permita-se parar se necessário. Por exemplo, você pode tomar um banho quente ou brincar com seu cachorro ou apenas dar uma caminhada, sentindo as solas dos pés (veja o Capítulo 8).

Na prática a seguir, você será encorajado a focar mais no constrangimento do que na vergonha. Estamos construindo recursos e queremos avançar lentamente.

- Encontre uma posição confortável, sentado ou deitado, feche os olhos, parcial ou completamente, e respire profundamente de forma relaxante. Você pode ainda dar um pequeno suspiro, se desejar. *Ahhhhhhhhhh*.
- Coloque a mão sobre o coração ou outro ponto calmante, lembrando que você está seguro, talvez permitindo que a bondade flua através da sua mão para dentro do seu corpo.
- Agora, traga à mente um evento que o fez se sentir *constrangido* ou *um pouco envergonhado*. Por exemplo, você...
    ◦ Pode ter tido uma reação exagerada com alguma coisa.
    ◦ Pode ter dito alguma coisa idiota.
    ◦ Pode ter cometido erros em uma tarefa no trabalho.
    ◦ Pode ter percebido que seu zíper estava aberto em um evento social importante.
- Escolha um evento que seja perturbador o bastante a ponto de senti-lo em seu corpo. Se ele não o deixar desconfortável, escolha outro, mas que esteja em torno de 3 em uma escala de 1 a 10.

- Permita que seja um evento que *você não gostaria que ninguém soubesse a respeito*, ou lembrasse, porque provavelmente poderiam pensar mal de você.
- Por enquanto, escolha uma situação que o faça se sentir mal em relação a si mesmo, não uma que magoe outras pessoas e possa fazê-lo sentir a necessidade de pedir perdão a alguém.
- Volte à situação, recordando-a com detalhes. Isso exige certa coragem. Use todos os seus sentidos, observando especialmente o quanto sente a vergonha ou o constrangimento expressar-se no seu corpo.

ROTULANDO CRENÇAS BÁSICAS

- Agora, reflita por um momento e veja se consegue determinar com precisão *do que você tem medo que os outros descubram sobre você*. Você consegue dar um nome a isso? Talvez "sou inconveniente", "sou grosseiro", "sou cínico". Estas são crenças básicas negativas.
- Se você encontrou algumas delas, escolha uma que pareça ter mais peso.
- Enquanto se envolve nisso, você já pode estar se sentindo sozinho. Caso esteja se sentindo assim, reconheça que nós estamos "sozinhos juntos" – em algum momento todos se sentem exatamente como você está se sentindo. A vergonha é uma emoção universal.
- Agora, nomeie a crença básica para si mesmo de uma forma que possa nomeá-la para um amigo. Por exemplo: "Oh, você está achando que não merece ser amado. Isso é muito doloroso!". Ou apenas diga a si mesmo com uma voz calorosa e compassiva: "Não mereço ser amado. Acho que não mereço ser amado!".
- Lembre-se de que, quando nos sentimos constrangidos ou envergonhados, é apenas uma parte de nós que se sente assim. Nem sempre nos sentimos assim, embora o sentimento possa parecer muito antigo e familiar.
- E nossas crenças básicas negativas se originam do *desejo de ser amado*. Todos nós somos seres inocentes, querendo ser amados.
- Como um lembrete, saiba que você pode abrir os olhos a qualquer momento e interromper o exercício se ele se tornar desconfortável, como desejar.

MINDFULNESS DA VERGONHA NO CORPO

- Agora, expanda sua consciência para o seu corpo como um todo.
- Relembre a situação difícil novamente e escaneie seu corpo para identificar onde sente constrangimento ou vergonha mais prontamente. Com seus olhos da mente, rastreie o seu corpo da cabeça aos pés, parando onde puder sentir mínima tensão ou desconforto.
- Agora, escolha uma *única localização no seu corpo* onde a vergonha ou o constrangimento se expresse mais fortemente, talvez como um ponto de tensão muscular, um vazio ou uma dor no coração. Você não precisa ser muito específico.
- Mais uma vez, cuide-se enquanto realiza este exercício.

ABRANDAR-ACALMAR-PERMITIR

- Agora, na sua mente, direcione-se suavemente para essa parte do seu corpo.
- **Abrande** essa área. Deixe que os músculos abrandem, deixando-os relaxar, como se estivessem mergulhados na água morna. Abrande... abrande... abrande. Lembre-se de que não estamos tentando mudar o sentimento – estamos apenas acolhendo-o de uma forma suave. Se desejar, abrande apenas um pouco ao redor.

- Agora **se acalme** por causa dessa situação difícil. Se desejar, coloque a mão sobre a parte do seu corpo que guarda o constrangimento ou vergonha e apenas sinta o calor e o toque gentil da sua mão, reconhecendo o quanto essa parte do seu corpo tem trabalhado arduamente para preservar essa emoção. Se desejar, imagine calor e bondade fluindo através da sua mão para dentro do seu corpo. Talvez até pense no seu corpo como se ele fosse o corpo de uma criança amada.
- Há algumas palavras confortantes que precise ouvir? Em caso afirmativo, imagine que você tem um amigo que estivesse tendo as mesmas dificuldades. O que diria a ele, de coração para coração? ("Lamento que se sinta assim." "Eu me importo profundamente com você.") O que quer que seu amigo saiba, que ele lembre?
- Agora, procure enviar para você a mesma mensagem. ("É difícil sentir isso." "Que eu seja gentil comigo mesmo.") Deixe as palavras entrarem, o quanto for possível.
- Mais uma vez, lembre-se de que, quando nos sentimos constrangidos ou envergonhados, essa é apenas uma parte de nós que se sente assim. Nem sempre nos sentimos assim.
- Por fim, **permita** que o desconforto esteja presente, deixando que seu corpo tenha as sensações que ele está tendo e seu coração sinta como está sentindo. Abra espaço para tudo e abra mão da necessidade de fazer tudo desaparecer.
- Se desejar, você pode repetir o ciclo, indo um pouco mais fundo a cada vez. Abrandar... acalmar... permitir... Abrandar... acalmar... permitir.
- Antes de encerrar a prática, lembre-se apenas de que você está conectado com todas as pessoas que já experimentaram constrangimento ou vergonha no mundo e que isso se origina do desejo de ser amado.
- Agora, deixe de lado a prática e foque no seu corpo como um todo. Permita-se sentir o que você sente, ser exatamente como você é neste exato momento.

REFLEXÃO

Você conseguiu identificar uma crença básica negativa por trás da experiência de constrangimento ou vergonha? Como foi nomear essa crença?

Você conseguiu encontrar a vergonha no seu corpo? Em caso afirmativo, onde?

Abrandar, acalmar ou permitir mudou a experiência de vergonha de alguma forma?

Pode ser muito desafiador trabalhar com a vergonha. Provavelmente foi necessária muita coragem para chegar onde você chegou, mas, se você não completou o exercício porque estava praticando autocuidado, também agradeça a si mesmo por isso.

Uma variedade de obstáculos pode surgir enquanto você faz essa prática. Por exemplo, pode ser difícil perceber a vergonha no corpo. A vergonha pode ser um precursor para o isolamento e, às vezes, é sentida como um vazio ou um vácuo no corpo, particularmente na cabeça. Você pode, na verdade, focar no sentimento de inexistência, embora possa ser difícil fazer isso. As pessoas também acham desafiador dar compaixão a si mesmas quando estão dominadas pela vergonha porque não se sentem merecedoras. E é altamente provável que nosso velho conhecido *backdraft* surja para você durante essa prática (veja o Capítulo 8). Se esse exercício foi difícil por alguma razão, apenas mude seu foco para uma apreciação amigável da dificuldade. Isso é praticar autocompaixão.

AUTOCOMPAIXÃO NOS RELACIONAMENTOS

18

Boa parte do nosso sofrimento surge no relacionamento com os outros. É como a frase famosa de Sartre: "O inferno são os outros". A boa notícia é que boa parte do nosso sofrimento nos relacionamentos é desnecessária e pode ser prevenida pelo cultivo de uma relação amorosa com nós mesmos.

Há pelo menos dois tipos de dor relacional. Uma é a dor da *conexão* – quando aqueles com quem nos importamos estão sofrendo (veja o Capítulo 19).

O outro tipo é a dor da *desconexão* – quando experimentamos perda ou rejeição e nos sentimos magoados, com raiva ou sozinhos (veja o Capítulo 20).

Nossa capacidade para ressonância emocional significa que nossas emoções são contagiosas. Isso é especialmente verdadeiro nas relações íntimas. Se você está irritado com seu parceiro, mas tenta esconder isso, por exemplo, seu parceiro geralmente irá detectar a sua irritação. Ele pode perguntar: "Você está bravo comigo?". Mesmo que você negue, seu parceiro vai sentir a irritação; isso vai afetar o humor dele, levando a um tom de voz irritado. Você, por sua vez, vai sentir isso e ficar ainda mais irritado, e as suas respostas terão um tom mais áspero, e assim continua o ciclo. Isso se dá porque nossos cérebros estariam comunicando emoções entre si, independentemente do cuidado com que escolhemos nossas palavras.

> Uma espiral descendente de emoções negativas em uma interação pode ser substituída por uma espiral ascendente quando a autocompaixão é colocada em jogo.

Nas interações sociais, pode haver uma *espiral descendente* de emoções negativas – quando uma pessoa tem uma atitude negativa, a outra pessoa se torna ainda mais negativa, e assim por diante. Isso significa que os outros são parcialmente responsáveis pelo nosso estado de espírito, mas nós também somos parcialmente responsáveis pelo estado de espírito *deles*. A boa notícia é que o contágio emocional nos dá mais poder do que imaginamos para mudar o teor emocional das nossas relações. A autocompaixão pode interromper uma espiral descendente e dar início a uma espiral ascendente.

A compaixão é, na verdade, uma emoção positiva e ativa os centros de recompensa do nosso cérebro, muito embora surja na presença de sofrimento. Uma forma muito útil de mudar a direção de uma interação negativa em um relacionamento, portanto, é ter compaixão pela dor que estamos sentindo no momento. Os sentimentos positivos de compaixão que temos por nós mesmos também serão sentidos pelos outros – manifestados no nosso tom de voz e nas expressões faciais sutis – e ajudam a interromper o ciclo negativo. Assim, cultivar a autocompaixão é uma das melhores coisas que podemos fazer por nossos relacionamentos e também para nós mesmos.

Não é de causar surpresa que as pesquisas mostrem que pessoas autocompassivas têm relacionamentos românticos mais felizes e mais satisfatórios. Em um estudo, por exemplo, indivíduos com níveis mais altos de autocompaixão foram descritos por seus parceiros como mais receptivos e não críticos do que aqueles que não tinham autocompaixão. Em vez de tentar mudar seus parceiros, as pessoas autocompassivas tendiam a respeitar as opiniões deles e a levar em consideração seu ponto de vista. Elas também foram descritas como mais atenciosas, conectadas, afetuosas, próximas e dispostas a conversar sobre problemas no relacionamento do que aquelas que não tinham autocompaixão. Ao mesmo tempo, observou-se que as pessoas autocompassivas davam aos seus parceiros mais liberdade e autonomia nas suas relações. Elas tendiam a encorajar os parceiros a tomarem suas próprias decisões e seguirem seus próprios interesses. Por sua vez, as pessoas que não tinham autocompaixão foram descritas como mais críticas e controladoras dos seus parceiros. Também foram descritas como mais autocentradas, querendo de forma inflexível que tudo fosse do seu jeito.

Steve conheceu Sheila na faculdade e, depois de 15 anos de casamento, ainda a amava muito. Ele detestava admitir isso, mas ela também estava começando a enlouquecê-lo. Sheila era terrivelmente insegura e precisava constantemente que Steve a reassegurasse do seu amor e afeição. Estarem juntos por quase 15 anos não era suficiente? Se ele não lhe dissesse "Eu te amo" todos os dias, ela começava a se preocupar e, se passassem alguns dias, ficava amuada. Ele se sentia controlado pela necessidade dela de reafirmação e se ressentia do fato de ela não reconhecer a necessidade dele de se expressar de forma autêntica. Seu relacionamento estava começando a sofrer.

Para ter o tipo de relações conectadas e íntimas que realmente desejamos ter com os outros, precisamos primeiro nos sentir próximos e conectados com *nós mesmos.* Ao sermos apoiadores para nós mesmos em momentos de dificuldades, obtemos os recursos emocionais de que necessitamos para cuidar das pessoas importantes para nós. Quando satisfazemos nossas próprias necessidades de amor e aceitação, podemos demandar menos de nossos parceiros, permitindo que sejam eles mesmos mais plenamente. Cultivar a autocompaixão está muito longe de ser egoísta. Ela nos dá a resiliência de que precisamos para construir e manter relacionamentos felizes e saudáveis em nossas vidas.

> Conexões íntimas com os outros começam por nos sentirmos conectados com nós mesmos.

Com o tempo, Sheila conseguiu ver como a sua necessidade constante de reafirmação por parte de Steve o estava afastando. Ela percebeu que havia se tornado um buraco negro e que Steve jamais seria capaz de satisfazer plenamente a sua insegurança lhe dando amor "suficiente". Jamais seria o suficiente. Então, Sheila começou uma prática de escrita de um diário à noite para dar a si mesma o amor e a afeição que tanto ansiava. Ela escrevia o tipo de palavras ternas para si mesma que estava esperando ouvir de Steve, como: "Eu te amo, querida. Jamais vou deixá-la". Então, a primeira coisa que fazia pela manhã era ler o que havia escrito e deixar que aquilo fosse absorvido. Ela começou a dar a si mesma a reafirmação que estava desesperadamente procurando em Steve e o deixou mais livre. Aquilo não era tão bom, ela teve que admitir, mas gostava do fato de que não estava tão dependente. Quando a pressão suavizou, Steve começou a ser mais naturalmente expressivo em seu relacionamento, e eles ficaram mais próximos. Quanto mais segura ela se sentia em sua autoaceitação, mais era capaz de aceitar o amor dele como ele era, não como ela queria que fosse. Ironicamente, satisfazendo suas próprias necessidades, ela se tornou menos autocentrada e começou a sentir uma nova e deliciosa independência.

PRÁTICA INFORMAL

Pausa Autocompassiva em Conflitos no Relacionamento

- Na próxima vez em que você estiver em uma interação negativa com alguém, tente usar a Pausa Autocompassiva (Capítulo 4). Você pode pedir licença por um momento, ou, se não puder sair de perto, pratique a Pausa Autocompassiva silenciosamente: "Este é um momento de sofrimento." "Sofrimento faz parte de qualquer relacionamento." "Que eu possa ser bondoso comigo mesmo." É útil usar algum tipo de toque calmante. Se você estiver sozinho, pode colocar a mão sobre o coração ou outro local, mas, se estiver na presença de outra pessoa, poderá praticar uma forma mais sutil de toque, como segurar a própria mão.
- Antes de retomar com a outra pessoa, tente praticar Dando e Recebendo Compaixão (Capítulo 15) para manter sua atitude de cuidado. Inspire para você mesmo, reconhecendo a dor que está sentindo no momento, depois expire para o outro. Certifique-se de validar plenamente a sua própria dor e dê a si mesmo o que você precisa, além de considerar a dificuldade da outra pessoa.
- Observe como o estado de espírito da outra pessoa pode mudar à medida que muda o seu próprio estado de espírito.

REFLEXÃO

Depois de experimentar a pausa autocompassiva em seus relacionamentos por algumas vezes, você observa algum impacto nas suas interações?

Pode ser especialmente poderoso se a outra pessoa no relacionamento estiver consciente da ideia de autocompaixão e também estiver comprometida em praticá-la. Nesse caso, sobretudo se uma discussão estiver se tornando acalorada, apenas um de vocês precisa lembrar de recorrer à "Pausa Autocompassiva", e então os dois podem fazer uma pausa, dar a si mesmos compaixão pela dor que está surgindo e começar novamente.

EXERCÍCIO

Satisfazendo Nossas Necessidades Emocionais

Frequentemente colocamos pressão em nossos relacionamentos quando esperamos que nossos parceiros intuam magicamente e satisfaçam todas as nossas necessidades emocionais. Por exemplo, se você se ressente do fato de seu parceiro não perceber que você precisava de encorajamento e de um abraço para concluir um projeto, mas que em outro projeto o que você precisava era de mais espaço e tempo para si mesmo, seu parceiro irá sofrer carregando o peso de expectativas super-humanas. Você também vai sofrer porque suas necessidades não estão sendo satisfeitas. Em vez de depender do seu parceiro para lhe dar exatamente o que precisa, você pode tentar satisfazer suas próprias necessidades diretamente. É claro que não podemos satisfazer todas as nossas necessidades e ainda precisamos depender de outras pessoas, mas não somos completamente dependentes como poderíamos pensar.

- Pegue uma folha de papel e escreva de que maneiras você pode estar se sentindo insatisfeito no seu relacionamento. Por exemplo, talvez sinta que não está recebendo atenção suficiente do seu parceiro, ou respeito, apoio ou validação. Em vez de focar em aspectos específicos (p. ex., eu não recebo tantas mensagens de texto quanto gostaria), veja se consegue identificar a necessidade particular que não está sendo satisfeita – ser valorizado, cuidado, etc.

- Agora, escreva algumas ideias de como você mesmo poderia satisfazer sua necessidade. Por exemplo, se gostaria de um sinal de que se importam com você, pode comprar flores para si mesmo? Se precisa de mais toque, consegue receber uma massagem semanal ou segurar sua própria mão? Você consegue se deixar saber que é amado e apoiado usando uma linguagem afetuosa consigo mesmo? Inicialmente isso pode parecer tolo, mas, se criarmos o hábito de satisfazer algumas de nossas necessidades, seremos menos dependentes de nossos parceiros para a satisfação emocional e teremos mais recursos disponíveis para dar.

REFLEXÃO

Muitas pessoas consideram uma revelação o fato de que podem satisfazer algumas de suas próprias necessidades emocionais em vez de dependerem que outra pessoa faça isso para elas. No entanto, algumas também sentem tristeza, pesar ou raiva pelo fato de que seu parceiro não está atendendo às suas necessidades de forma satisfatória. Lembre-se de que satisfazer as suas necessidades não significa que seu parceiro não deva *também* satisfazer as suas necessidades, sobretudo quando você as comunicou claramente. Uma relação saudável significa que ambas as partes dão e recebem. Entretanto, esse fluxo de avanço e recuo geralmente pode ocorrer com mais facilidade quando as duas pessoas estão satisfeitas emocionalmente, dando a si mesmas amabilidade, apoio e cuidado.

MEDITAÇÃO

Amigo Compassivo

Esta meditação com visualização vai ajudá-lo a se conectar com a parte de si mesmo que é compassiva descobrindo uma imagem para o seu eu compassivo e começando uma conversa com essa imagem. Fortalecer a relação com seu eu compassivo é um recurso importante para fortalecer as suas relações com os outros. Esta meditação, adaptada do trabalho de Paul Gilbert, é particularmente útil para pessoas que têm dificuldades para desenvolver autocompaixão.

Algumas pessoas são boas visualizadoras, e outras não. Pratique de forma relaxada, permitindo que a meditação se desenrole por si só e deixando que as imagens venham e vão. Se não surgir nenhuma imagem, está bem também, e você pode simplesmente ficar conectado com os sentimentos que estão presentes. (Para encontrar *on-line* orientações gravadas desta meditação [em inglês] acesse www.guilford.com/neff-materials.)

- Encontre uma posição confortável, sentado ou deitado. Feche os olhos suavemente. Respire profundamente algumas vezes para se acomodar no seu corpo. Coloque uma ou as duas mãos sobre o coração ou outro local calmante para lembrar de dar a si mesmo atenção *amorosa*.

LOCAL SEGURO

- Imagine-se em um local que seja seguro e confortável – pode ser uma sala aconchegante com a lareira acesa ou uma praia tranquila com um sol agradável e uma brisa fresca ou uma clareira na floresta. Também pode ser um lugar imaginário, como flutuando sobre nuvens... qualquer lugar onde você se sinta em paz e seguro. Deixe-se permanecer assim e desfrute o sentimento de conforto nesse local.

AMIGO COMPASSIVO

- Em breve, você receberá uma visita, uma presença calorosa e carinhosa – um amigo compassivo –, uma figura imaginária que incorpora as qualidades de sabedoria, força e amor incondicional.
- Esse ser pode ser uma figura espiritual ou um professor inteligente e compassivo; ele pode incorporar qualidades de alguém que você conheceu no passado, como um avô amoroso, ou ser completamente imaginário. Esse ser pode não ter uma forma particular, talvez apenas uma presença ou uma luz brilhante.

- Seu amigo compassivo se preocupa profundamente com você e gostaria que você fosse feliz e livre de dificuldades desnecessárias.
- Permita que uma imagem venha à sua mente.

CHEGADA

- Você tem a opção de sair do seu lugar seguro, ir ao encontro de seu amigo compassivo e convidá-lo a entrar. Aproveite essa oportunidade agora, se quiser.
- Coloque-se na posição que lhe parecer melhor em relação ao seu amigo compassivo – como estiver bem. Então, permita-se sentir como é estar na companhia desse ser. Não há nada que você precise fazer a não ser experienciar o momento.
- Veja se consegue se permitir receber plenamente amor incondicional e compaixão que esse ser tem por você, para mergulhar nele. Se não conseguir absorver totalmente, tudo bem também – esse ser o entende de qualquer forma.

ENCONTRO

- Seu amigo compassivo é inteligente e sábio, e compreende exatamente onde você está na sua jornada da vida. Seu amigo pode querer lhe contar alguma coisa, algo que seja *exatamente o que você precisa ouvir neste momento*. Reserve um momento e ouça com atenção o que seu amigo compassivo tem a dizer. Se as palavras não vierem, tudo bem também – apenas experiencie a boa companhia. Isso por si só é uma bênção.
- Talvez você queira dizer alguma coisa para seu amigo compassivo. Seu amigo vai ouvir profundamente e compreendê-lo plenamente. Há alguma coisa que *você* gostaria de compartilhar?
- Seu amigo também pode querer lhe deixar um presente – um objeto material. O objeto vai simplesmente aparecer em suas mãos, ou você pode estender suas mãos e recebê-lo – alguma coisa que tenha um significado especial para você. Se alguma coisa aparecer, o que é?
- Agora, reserve mais alguns momentos para desfrutar da presença de seu amigo. Enquanto continua a desfrutar da boa companhia desse ser, permita-se perceber que seu amigo é, na verdade, parte de você mesmo. Todos os sentimentos, imagens e palavras compassivas que você experimentou fluem da sua própria sabedoria interna e compaixão.

RETORNO

- Por fim, quando estiver pronto, permita que as imagens se dissolvam gradualmente na sua visão mental, lembrando que a compaixão e a sabedoria estão sempre dentro de você, especialmente quando mais precisa delas. Você também pode chamar seu amigo compassivo sempre que desejar.
- Agora, acomodando-se no seu corpo, permita-se saborear o que acabou de acontecer, talvez refletindo sobre as palavras que você pode ter ouvido ou o objeto que pode ter recebido.
- Por fim, deixe-se sair da meditação e permita-se apenas sentir o que você sente e seja exatamente como é.
- Abra os olhos suavemente.

REFLEXÃO

Você conseguiu visualizar um local seguro e sentir o conforto dele? Veio à sua mente uma imagem de um amigo compassivo ou uma presença?

Você ouviu alguma coisa significativa do seu amigo compassivo que tenha repercutido o que você precisa neste momento? Como foi ser capaz de falar com esse ser? Você ganhou alguma coisa com significado especial?

Essa meditação foi desafiadora de alguma maneira? Como foi descobrir que seu amigo compassivo é, na verdade, uma parte de você mesmo e que a compaixão e a sabedoria desse ser estão sempre disponíveis para você?

Para pessoas que têm facilidade de visualização, essa meditação pode ser muito poderosa, especialmente como uma forma de ouvir a voz interna da compaixão e abordar preocupações práticas do dia a dia.

Algumas vezes, o amigo compassivo é alguém que já morreu, como um pai ou avô, e podem surgir sentimentos de pesar. Se o pesar atrapalhá-lo para sentir a compaixão dessa pessoa, pode ser útil trocar por um ser inteiramente imaginário que incorpore as mesmas qualidades ou por uma presença compassiva menos claramente definida. No entanto, se o pesar não for uma sobrecarga, poderá ser um grande tesouro descobrir que a nossa pessoa amada que já se foi continua a viver dentro de nós na forma de sabedoria interna e compaixão.

AUTOCOMPAIXÃO PARA CUIDADORES

Na época em que as pessoas chegam à meia-idade, elas se tornam cuidadoras de uma forma ou de outra. Algumas podem ser cuidadoras na sua carreira profissional – médicos, enfermeiros, terapeutas, assistentes sociais, professores –, e outras em suas vidas pessoais, cuidando de filhos, pais idosos, cônjuges, amigos, etc.

Quando cuidamos de pessoas que estão sofrendo, o processo de ressonância empática significa que sentimos seu sofrimento como nosso (veja o Capítulo 15). Quando testemunhamos a dor de outra pessoa, os centros da dor do nosso cérebro se tornam ativos. O sofrimento empático pode ser difícil de suportar, portanto é natural tentar bloqueá-lo ou fazê-lo desaparecer como fazemos com qualquer outra dor; entretanto, o esforço constante pode ser desgastante e levar a fadiga e *burnout* do cuidador.

Como sabemos que atingimos o ponto de *burnout*? Em geral, há sinais como ficar distraído, com raiva ou irritado, inquieto ou evitando as pessoas, tendo dificuldade para dormir ou experimentando pensamentos angustiantes e inoportunos. A fadiga do cuidador não é um sinal de fraqueza, mas um sinal de cuidado. Na verdade, quanto mais os cuidadores são capazes de ressonância empática (que é o que frequentemente atrai as pessoas para profissões de prestação de cuidados), mais vulneráveis eles podem ser à fadiga do cuidador. Os seres humanos são limitados no quanto de sofrimento pelos outros eles podem suportar sem ficarem sobrecarregados.

Tipicamente, há dois tipos principais de conselhos dados para prevenir o *burnout* do cuidador. Um deles é delimitar *fronteiras* emocionais claras entre nós e aqueles de quem cuidamos. O problema com essa abordagem é que, se você é um cuidador profissional, é necessária sensibilidade emocional para realizar um trabalho efetivo, e, se está cuidando de uma pessoa amada, como um filho ou um genitor, impor esses limites pode prejudicar a qualidade da relação.

Outro tipo de conselho dado para prevenir *burnout* é envolver-se em atividades de *autocuidado*. Essas atividades normalmente envolvem fazer exercícios, comer bem, passar algum tempo com amigos ou tirar férias. Embora o autocuidado seja extremamente importante, existe uma grande limitação nas estratégias de autocuidado como uma forma de lidar com o *burnout* do cuidador. O autocuidado tende a acontecer *fora* do trabalho e não nos ajuda nas interações durante os cuidados. Por exemplo, não podemos dizer a um cliente em terapia que acabou de nos lançar uma história bombástica: "Nossa, cara, essa história está me enlouquecendo, me deixando com os nervos à flor da pele. Acho que vou fazer uma massagem!".

> O autocuidado é um antídoto limitado para o *burnout* do cuidador porque ele não nos ajuda enquanto estamos prestando cuidados.

Que papel a compaixão pode ter aqui? Muitas pessoas acham que é a compaixão que drena os cuidadores. É por isso que o fenômeno é frequentemente denominado "fadiga da compaixão". No entanto, alguns pesquisadores argumentam que esse é um nome equivocado e que a fadiga da compaixão é, na verdade, "fadiga da empatia".

Qual a diferença entre empatia e compaixão? Carl Rogers definiu *empatia* como "uma compreensão apurada do mundo [do cliente] como se fosse visto de dentro. Sentir o mundo privado do cliente como se ele fosse nosso". Se nós simplesmente tivermos ressonância com o sentimento dos outros sem ter os recursos emocionais para suportá-lo, ficaremos esgotados. Compaixão implica uma noção de sensibilidade e cuidado que adota o sofrimento dos outros em vez de lutar contra ele. A empatia diz: "eu *sinto* você". A compaixão diz: "eu *amparo* você". Compaixão é uma emoção positiva, uma emoção energizante. Um estudo de pesquisa treinou pessoas por vários dias para experienciar empatia ou compaixão e depois lhes mostrou um curta-metragem que retratava o sofrimento de outras pessoas. Os filmes ativaram redes cerebrais claramente diferentes, e somente o treinamento em compaixão ativou as redes associadas a emoções positivas.

> Quando a empatia diz "eu sinto você", a compaixão diz "eu amparo você" e produz emoções positivas.

É crucial *darmos compaixão a nós mesmos* quando experimentamos dor empática, além de darmos compaixão para aqueles que cuidamos. Como sempre nos dizem nas instruções de voo, quando há uma queda de pressão na cabine, precisamos colocar a máscara de oxigênio primeiro em nós, antes de ajudarmos os outros. Alguns cuidadores podem achar que devem se preocupar *somente* com as necessidades dos outros e com frequência são autocríticos porque pensam que não estão dando o suficiente. Contudo, se você não satisfizer suas próprias necessidades emocionais dando compaixão a si mesmo, ficará enfraquecido e com menos capacidade de dar.

Sobretudo, quando você tranquilizar e acalmar sua mente, a pessoa de quem está cuidando também se sentirá acalmada e tranquilizada através da sua própria ressonância empática. Em outras palavras, quando cultivamos paz interior, ajudamos todos aqueles com quem estamos em contato a também sentirem mais paz.

Aprendemos sobre a importância da autocompaixão para os cuidadores em primeiro lugar. Isso nos ajudou a prosperar em nossos papéis como cuidadores – um como a mãe de uma criança com autismo e o outro como terapeuta – sem *burnout*.

Eu (Kristin) estava em um voo transatlântico com meu filho, Rowan. Por alguma razão, justamente no momento em que eles diminuíram as luzes na cabine e os passageiros esperavam dormir um pouco, Rowan perdeu o sono. Gritava a plenos pulmões agitado e fazendo birra. Ele tinha quase 5 anos na época. Lembro-me de sentir como se todas as pessoas no avião estivessem olhando para nós: o que há de errado com essa criança? Ela é muito grande para estar agindo assim. O que há de errado com essa mãe? Por que ela não consegue controlar seu filho? Perdida, sem saber o que fazer, achei que, se eu levasse Rowan ao banheiro e o deixasse gritar lá dentro, com sorte seus gritos seriam abafados. Sem sorte. Ocupado.

Então, enquanto estava sentada com Rowan do lado de fora do banheiro no pequeno cubículo do espaço que tínhamos, eu entendi que não tinha escolha além de dar compaixão a mim mesma. Inspirei compaixão por mim, coloquei a mão no coração e silenciosamente me acolhi. "Isso é muito difícil para você, querida. Lamento que isso esteja acontecendo. Tudo vai ficar bem. Isso vai passar." Procurei me certificar de que Rowan estava seguro, porém 95% da minha atenção estava focada em me acalmar e me confortar. Então, observei uma coisa que frequentemente observava em Rowan. Quando eu me acalmava, ele se acalmava. Eu havia aprendido que, naqueles momentos em que eu me esquecia da minha prática em autocompaixão e ficava agitada, Rowan ficava mais agitado, mas, quando eu me dava compaixão pela dor da situação, Rowan ficava mais tranquilo. Além disso, ao me voltar primeiro para os meus sentimentos de sobrecarga, eu obtinha a estabilidade necessária para estar inteiramente disponível para Rowan e para amá-lo e apoiá-lo incondicionalmente apesar da dificuldade. Rapidamente, aprendi que praticar autocompaixão – entrar em estado de presença amorosa e conectada em meio ao sofrimento – era uma das formas mais efetivas para que eu pudesse ajudar a Rowan e a mim mesma.

Eu (Chris) havia aceitado atender um paciente em terapia, embora não tivesse muito tempo na minha agenda. Quando o paciente, Franco, cruzou a porta, ele parecia muito mais deprimido do que pareceu ao telefone. Seus ombros estavam curvados, e seu rosto parecia esgotado. Em seguida, durante nossa sessão, Franco me disse que havia enfileirado todas as suas medicações na cabeceira da sua cama e que se sentia confortado com o pensamento de que poderia acabar com sua vida a qualquer momento. Sua esposa o havia deixado recentemente, ele estava empregado de forma informal e, naquela manhã, havia recebido um aviso de despejo.

Quando Franco chegou, tudo o que senti foi curiosidade e compaixão por essa nova pessoa; no entanto, quando ele mencionou suicídio, senti o medo percorrendo meu corpo e lamentei ter concordado em vê-lo. Conhecer a situação em que Franco se encontrava só aumentou meu temor de que ele tentasse se machucar.

Sabendo que uma conexão emocional genuína é frequentemente o que mantém uma pessoa viva durante uma noite escura da alma, percebi a necessidade de tentar me manter conectado com Franco apesar do meu medo. Inspirei longamente por mim, lembrando-me de que isso faz parte do trabalho de um psicólogo e lentamente expirei para Franco. Fiz isso várias vezes até que consegui ouvir sua história com o coração aberto e menos amedrontado. Também me lembrei de que eu não poderia ser responsável por salvar a vida de Franco, mas faria tudo o que pudesse na minha capacidade como terapeuta. Respirar assim e me lembrar dos limites da minha capacidade de controlar a situação me deu espaço para sentir o desespero de Franco no meu próprio corpo. Quando compartilhei com ele o quanto me senti tocado pela situação, ele se acalmou e começou a me explicar todos os passos corajosos que estava dando para se manter vivo e atravessar a crise. Quando Franco saiu do meu consultório, nós dois tínhamos um raio de esperança.

 EXERCÍCIO

Reduzindo o Estresse para os Cuidadores

Se você é um cuidador, é importante fazer escolhas inteligentes das atividades a que vai se dedicar para que não se sinta sobrecarregado. Embora seja impossível se livrar inteiramente do estresse, você pode fazer muito para ajudar. Em cada uma das áreas da vida descritas a seguir, registre os comportamentos úteis em que você atualmente se engaja e que o ajudam a lidar com o estresse de ser um cuidador, as atividades improdutivas que *aumentam* o seu nível de estresse e, então, anote ideias de mudanças que você pode adotar para cuidar melhor de si mesmo como cuidador.

Atividades físicas (p. ex., dieta, exercícios, sono)
Útil? _____
Inútil? _____
Mudanças? _____

Atividades psicológicas (p. ex., terapia, livros, música)
Útil? _____
Inútil? _____
Mudanças? _____

Atividades de relacionamento (p. ex., família, grupos, intimidade)
Útil? _____
Inútil? _____
Mudanças? _____

Atividades de trabalho (p. ex., horas por semana, tempo diante da tela, intervalos)
Útil? _____
Inútil? _____
Mudanças? _____

 PRÁTICA INFORMAL

Compaixão com Equanimidade

Esta prática combina Dar e Receber Compaixão com a prática da equanimidade, ou equilíbrio em meio a dificuldades. Adicionar serenidade é especialmente importante em situações de cuidados porque nos faz lembrar do nosso controle limitado sobre o sofrimento dos outros e nos permite ganhar mais perspectiva para que possa surgir compaixão. Esta prática pode, na verdade, ser aplicada a qualquer interação desafiadora no relacionamento, mas é especialmente poderosa para os cuidadores. (Uma gravação com orientações sobre esta prática está disponível *on-line* [em inglês] em www.guilford.com/neff-materials.)

> Como cuidador, você também pode satisfazer suas próprias necessidades – acalmar, confortar, proteger e prover a si mesmo?

- Encontre uma posição confortável e respire profundamente algumas vezes para se acomodar em seu corpo e no momento presente. Você poderá colocar a mão sobre o coração ou onde for confortador e calmante como um lembrete para trazer consciência amorosa à sua experiência e a si mesmo.
- Traga à mente alguém de quem você está cuidando que o está exaurindo ou o frustrando – alguém com quem se importa e que está sofrendo. Para este exercício introdutório, escolha alguém que *não* seja seu filho, pois essa pode ser uma dinâmica mais complicada. Visualize claramente a pessoa e a situação de cuidado na sua mente e sinta a dificuldade em seu próprio corpo.
- Agora, leia estas palavras deixando que elas circulem suavemente pela sua mente:

Cada um de nós está na sua própria jornada na vida.
Eu não sou a causa do sofrimento dessa pessoa,
e nem está inteiramente dentro do meu poder fazer isso desaparecer,
muito embora eu quisesse ser capaz.
Momentos como este são difíceis de suportar,
no entanto ainda posso tentar ajudar se puder.

Consciente do estresse que você está carregando em seu corpo, inspire completa e profundamente trazendo compaixão para o seu corpo e preenchendo cada célula dele com compaixão. Deixe-se ser acalmado inalando profundamente e dando a si mesmo a compaixão de que precisa.

- Enquanto expira, envie compaixão para a pessoa que está associada ao seu desconforto.
- Continue respirando compaixão, inspirando e expirando, permitindo que seu corpo gradualmente encontre um ritmo de respiração – deixando que seu corpo respire.
- "Uma para mim, uma para você." "Inspiro para mim, expiro para você."
- Ocasionalmente, faça uma varredura no seu cenário interior, procurando algum sofrimento, e responda inalando compaixão para você mesmo e exalando compaixão para o outro.
- Se você achar que alguém precisa de compaixão extra, foque mais sua atenção e sua respiração nessa direção.
- Deixe-se flutuar em um oceano de compaixão – um oceano sem limites e sem fronteira que abarque todo o sofrimento.
- E assimile estas palavras mais uma vez:

Cada um de nós está na sua própria jornada na vida.
Eu não sou a causa do sofrimento dessa pessoa,
e nem está inteiramente dentro do meu poder fazer isso desaparecer,
muito embora eu quisesse ser capaz.
Momentos como este são difíceis de suportar,
no entanto ainda posso tentar ajudar se puder.

- Agora, deixe a prática e permita-se ser exatamente como você é neste momento.
- Abra os olhos suavemente.

REFLEXÃO

O que você observou ou sentiu enquanto realizava essa prática? Você experimentou uma mudança interna quando disse as frases de serenidade? Conseguiu ajustar o "fluxo" de compaixão para dentro e para fora, quando necessário?

Respirar "para dentro para mim e para fora para você" assegura que os cuidadores não se esqueçam da compaixão por eles mesmos. Juntamente com a serenidade, essa prática é uma forma aparentemente simples de se manter conectado e emocionalmente desembaraçado ao mesmo tempo. As frases de serenidade surgem como um alívio especial para os cuidadores que assumem responsabilidade excessiva pelo sofrimento daqueles de quem estão cuidando. Nossa capacidade de ajudar é limitada pelo fato de que temos corpos separados e vidas separadas. Nós fazemos o melhor que podemos. O que é menos limitado é nossa capacidade de experienciar compaixão. Dar compaixão a nós mesmos não impede de darmos aos outros e, na verdade, só aumenta nossa capacidade.

A equanimidade é mais complicada para os pais, especialmente de filhos pequenos, mas eles acabam compreendendo que mesmo os seus filhos têm vidas e trajetórias de vidas separadas e únicas. Em uma classe de MSC, uma mãe que estava amamentando seu bebê disse que, quando estava inspirando para si mesma, se sentia nauseada, como se estivesse privando sua filha da própria vida. Logo em seguida, outra participante gracejou: "Bem, eu sou mãe de quatro filhos que já saíram de casa e inspirei uma para mim e... bem... uma para todos os quatro!".

AUTOCOMPAIXÃO E RAIVA NOS RELACIONAMENTOS

Outro tipo de dor relacional é a *desconexão*, que ocorre sempre que existe uma perda ou ruptura em um relacionamento. A raiva é uma reação comum à desconexão. Podemos ter raiva quando nos sentimos rejeitados ou excluídos, mas também quando a desconexão é inevitável, como quando alguém morre. A reação pode não ser racional, mas ainda assim acontece. A raiva tem uma forma de surgir de repente em torno da desconexão e algumas vezes pode durar anos, até muito tempo depois que o relacionamento terminou.

Embora a ira tenha má reputação, ela não é necessariamente ruim. Como todas as emoções, a raiva tem funções positivas. Por exemplo, ela pode nos dar a informação de que alguém transpôs as nossas fronteiras ou nos magoou de alguma maneira e pode ser um sinal poderoso de que alguma coisa precisa mudar. A ira também pode nos dar energia e determinação para nos protegermos em face de ameaças, tomarmos uma atitude para interromper o comportamento prejudicial ou terminarmos um relacionamento tóxico.

> A raiva pode ser uma resposta emocional perfeitamente saudável, mas nosso relacionamento com ela com frequência não é saudável.

Embora a ira por si só não seja um problema, frequentemente temos uma relação não saudável com ela. Por exemplo, podemos não nos permitir sentir nossa raiva e, em vez disso, suprimi-la. (Isso pode ser especialmente verdadeiro para as mulheres que são ensinadas a ser "boas", isto é, sem raiva.) Quando tentamos abafar nossa ira, isso pode levar a ansiedade, constrição emocional ou entorpecimento. Algumas vezes, voltamos a raiva contra nós mesmos na forma de autocrítica severa, o que é uma forma certeira de ficar deprimido. E, se ficarmos presos à ruminação raivosa – quem fez o que a quem e o que ele merece por isso –, viveremos em um estado de espírito agitado e poderemos acabar ficando com raiva dos outros sem nenhuma razão aparente.

Nate era um eletricista que vivia em Chicago. Ele havia se separado de sua esposa, Lila, havia mais de cinco anos, mas ainda sentia raiva sempre que pensava nela. Acontece que Lila teve um caso com um amigo íntimo deles, alguém com quem eles frequentemente socializavam, e isso aconteceu pelas suas costas por quase um ano. Assim que Nate descobriu, ficou fervendo de raiva. De alguma forma, ele conseguiu evitar insultá-la de todas as formas possíveis, mas ficava enjoado do estômago sempre que pensava no que acontecera. Ele entrou com o pedido de divórcio quase imediatamente – felizmente não tinham filhos –, então o processo foi relativamente rápido e fácil. Embora não tivesse nenhum contato com Lila há vários anos, sua raiva na verdade nunca diminuiu, e o trauma do caso impediu que Nate tivesse novos relacionamentos porque tinha muita dificuldade em confiar em alguém.

Se continuamente endurecermos nossas emoções na tentativa de nos protegermos daqueles de quem temos raiva, com o tempo podemos desenvolver *amargura* e *ressentimento*. Raiva, amargura e ressentimento são "sentimentos duros". Os sentimentos duros são resistentes à mudança e frequentemente ficam presos a nós muito tempo depois de terem sido úteis. (Quantos de nós ainda temos raiva de alguém que provavelmente não veremos nunca mais?) Além disso, raiva crônica causa estresse crônico, o que é prejudicial para todos os sistemas do corpo – cardiovascular, endócrino, nervoso, até mesmo o sistema reprodutor. Como diz o ditado, "A raiva corrói o vaso que a contém" ou "A raiva é o veneno que bebemos para matar outra pessoa". Quando a raiva já não é útil para nós, a coisa mais compassiva que podemos fazer é mudar nossa relação com ela, especialmente aplicando os recursos de *mindfulness* e autocompaixão.

Como? O primeiro passo é identificar os *sentimentos brandos* por trás dos sentimentos duros de raiva. Com frequência, a raiva está protegendo emoções mais ternas e sensíveis, como sentir-se magoado, assustado, não amado, sozinho ou vulnerável. Quando retiramos a camada externa da raiva para ver o que há por baixo, frequentemente ficamos surpresos com a riqueza e a complexidade dos nossos sentimentos. Os sentimentos duros são difíceis de ser trabalhados diretamente porque em geral eles são defensivos e focados para o exterior. Quando identificamos nossos sentimentos brandos, no entanto, nos voltamos para dentro e podemos começar o processo de transformação.

Entretanto, para nos curarmos verdadeiramente precisamos retirar as camadas ainda mais profundas e descobrir as *necessidades não satisfeitas* que estão dando origem aos nossos sentimentos brandos. As necessidades não satisfeitas são necessidades humanas universais, aquelas experiências que são essenciais para cada ser humano. O Center for Nonviolent Communication oferece uma lista abrangente das necessidades em *https://www. cnvc.org/training/resource/needs-inventory*. Alguns exemplos são a necessidade de estar seguro, conectado, ser validado, ouvido, incluído, autônomo e respeitado. E nossa necessidade mais profunda como seres humanos é a necessidade de sermos amados.

Ao ter a coragem de nos voltarmos para nossos sentimentos e necessidades autênticos e os experimentarmos, podemos começar a ter a percepção do que realmente está acontecendo conosco. Depois que entramos em contato com a dor e respondemos com autocompaixão, as coisas podem começar a se transformar em um nível profundo. Podemos usar a autocompaixão para satisfazer as nossas necessidades diretamente.

Conforme discutido no Capítulo 18, autocompaixão em resposta a necessidades não satisfeitas significa que podemos começar a dar a nós mesmos o que ansiamos receber dos outros, talvez há muitos anos. Podemos ser nossa própria fonte de apoio, respeito, amor, validação ou segurança. É claro que precisamos de relacionamentos e conexões com os outros. Não somos autômatos. Mas, quando os outros não são capazes de satisfazer as nossas necessidades, seja qual for a razão, e nos magoaram no processo, podemos nos recuperar acolhendo a mágoa e os sentimentos brandos em um abraço compassivo e preencher o vazio em nossos corações com uma presença amorosa e conectada.

Nate trabalhou duro na transformação da sua raiva porque percebeu que ela o estava atrasando. Ele havia tentado uma catarse – soqueando almofadas, gritando com toda a força dos pulmões –, mas isso não funcionou. Por fim, ele se inscreveu em um curso de MSC porque um amigo estava muito entusiasmado a respeito e disse que isso iria reduzir o seu estresse.

Quando Nate chegou à parte do curso de MSC que focava na transformação da raiva atendendo suas necessidades não satisfeitas, ele se sentiu nervoso, mas fez a prática assim mesmo. Foi fácil entrar em contato com sua raiva e até mesmo com a mágoa por trás dela e senti-la em seu corpo. A parte mais difícil foi identificar a sua necessidade não satisfeita. Com certeza Nate se sentia traído e não amado, mas não parecia que era isso que o estava atrapalhando. Nate perseverou no exercício e finalmente a necessidade não satisfeita se revelou, e todo o seu corpo relaxou. Respeito!

Nate provinha de uma família de operários que trabalhavam duro, e seus pais ainda tinham um casamento feliz depois de 30 anos. Ele tentou fazer tudo certo em seu próprio casamento, o máximo que podia, e levou seus votos muito a sério. Honestidade e respeito eram valores essenciais para Nate. Sabendo que Lila jamais lhe daria o respeito de que precisava – era muito tarde para isso –, ele mergulhou de cabeça e tentou dá-lo a si mesmo. "Eu respeito você", ele disse a si mesmo. Inicialmente aquilo pareceu tolo, vazio e superficial, então ele fez uma pausa e tentou dizer as palavras como se elas fossem verdadeiras. Pensou no quanto havia se sacrificado para obter seu certificado de eletricista e para abrir um negócio e nas longas horas em que havia se dedicado ao trabalho para pagar a hipoteca e fazer uma poupança. "Eu respeito você", ele repetiu várias vezes, embora isso ainda soasse como meras palavras. Então, pensou no quanto havia tentado ser honesto e trabalhador no seu casamento, embora isso não fosse suficiente para Lila. Muito lentamente, Nate começou a assimilar. Finalmente ele colocou a mão sobre o coração e disse realmente se sentindo assim: "Eu respeito você". Depois disso, a raiva pela ex-esposa começou a se desmanchar. Ele começou a ver as necessidades não satisfeitas dela, diferentes das dele, de mais proximidade e afeição. Não que o que Lila fez estivesse ok, mas Nate percebeu que o comportamento dela não tinha nada a ver com o valor dele como pessoa. Ele não podia depender de uma pessoa externa – mesmo alguém que fosse confiável e fiel – para lhe dar o respeito que ele merecia. Isso tinha que vir de dentro.

EXERCÍCIO

Atendendo as Necessidades Não Satisfeitas

O propósito desta prática informal é trazer *mindfulness* a velhos sentimentos e atender com compaixão as necessidades subjacentes não satisfeitas. Esta prática é planejada para estabelecer uma nova *relação* com antigas mágoas que o deixaram com raiva, não para curar aquelas feridas ou aqueles relacionamentos. Portanto, abra mão da necessidade de se sentir melhor e apenas veja o que acontece.

Escolha um relacionamento de leve a moderadamente difícil para esta prática, não um relacionamento traumático, pois emoções fortes podem tornar mais difícil sua realização. Além disso, sinta-se livre para saltar esta prática agora caso se sinta emocionalmente vulnerável ou deixe-a mesmo depois que iniciá-la, caso se sinta aflito.

- No espaço a seguir, anote um relacionamento do passado do qual você ainda sente mágoa ou raiva e depois recorde um *evento específico* nesse relacionamento que foi leve a moderadamente perturbador – 3 em uma escala de amargura de 1 a 10. Lembre-se de não escolher uma experiência que foi traumatizante ou que deixou cicatrizes psicológicas permanentes.

- É importante para este exercício que você escolha um relacionamento que tenha acabado – não em andamento – no qual sua raiva *já não sirva a propósito algum* e *que você esteja pronto para deixá-la ir embora*. Use o tempo que precisar para encontrar o relacionamento certo e o evento com o qual trabalhar.

_____
_____
_____
_____

_____

_____

_____

_____

_____

_____

- Quando fizer este exercício, tente abrir bastante espaço para a sua experiência, tentando ser bem consciente do que aconteceu sem se perder na trama. Além disso, se em algum momento você sentir que precisa "se fechar" ou interromper o exercício, por favor, faça isso. Cuide de você.

- Feche os olhos por um momento e traga à mente o fato ocorrido nesse relacionamento. Lembre-se dos detalhes da forma mais vívida possível, entrando em contato com sua raiva e sentindo-a em seu corpo.

- Saiba que é completamente natural que você se sinta assim, talvez dizendo a si mesmo: "Tudo bem sentir raiva – você foi magoado! Essa é uma resposta humana natural quando se é magoado". Ou "Você não está sozinho. Muitas pessoas teriam se sentido assim".

- Permita-se *validar completamente* a experiência de estar com raiva, ao mesmo tempo tentando não ficar muito preso ao embaraço de estar certo ou errado.

- Não há necessidade de seguir em frente, caso validar sua raiva seja o que você mais precisa neste momento. Se esse for o caso, apenas pule as instruções seguintes e lembre-se de que sua raiva é natural e seja bondoso consigo mesmo pela dor que vem carregando, talvez há muitos anos.

SENTIMENTOS BRANDOS

- Se lhe parecer adequado seguir em frente, comece a retirar as camadas de raiva e ressentimento – os sentimentos duros – e veja o que existe abaixo delas.

  Existem sentimentos brandos por trás dos sentimentos duros?

  – Mágoa? Medo? Solidão? Tristeza? Pesar?

- Depois que você identificou um sentimento brando, tente nomeá-lo para si mesmo com uma voz gentil e compreensiva, como se estivesse apoiando um amigo querido: "Oh, isso é tristeza" ou "Isso é medo".

- Mais uma vez, se precisar, você pode parar por aqui. O que lhe parece adequado?

NECESSIDADES NÃO SATISFEITAS

- Se você se sente pronto para seguir em frente, veja se consegue liberar a pessoa e o enredo da sua mágoa, mesmo que apenas por um momento. Você pode ter pensamentos de certo e errado. Veja se consegue abandonar esses pensamentos por um momento, perguntando a si mesmo...

  "Que necessidade humana básica eu tenho ou tive naquela época que não foi satisfeita?" A necessidade de ser...

Manual de *mindfulness* e autocompaixão **143**

– Visto? Ouvido? Seguro? Conectado? Respeitado? Especial? Amado?

- Qual foi sua necessidade que não foi satisfeita?
- Mais uma vez, tente nomear a necessidade com uma voz gentil e compreensiva.

RESPONDENDO COM COMPAIXÃO

- Se desejar, siga em frente, tente colocar a mão sobre o seu corpo de uma forma calmante e dê a si mesmo algum carinho e bondade, não para fazer os sentimentos desaparecerem, mas apenas porque esses sentimentos estão surgindo.
- As mãos que foram estendidas – esperando receber carinho e apoio dos outros – podem se transformar nas mãos que lhe dão o carinho e apoio de que você precisa.
- Mesmo que você desejasse ter suas necessidades satisfeitas por outra pessoa, ela não foi capaz de fazer isso por várias razões. Mas temos outro recurso – nós mesmos – e podemos considerar a possibilidade de satisfazer essas necessidades mais diretamente.
  - Se você precisava ser visto, tente dizer "Eu vejo você", "Eu me importo".
  - Se precisava se sentir conectado, tente dizer "Eu estou aqui para você", "Existe uma ligação entre nós".
  - Se precisava se sentir amado, tente dizer "Eu amo você", "Você é importante para mim".

  Em outras palavras, você consegue tentar dar a si mesmo neste momento o que desejava receber de outra pessoa, talvez há muito, muito tempo?
- Veja se consegue receber essas palavras. Você pode estar desapontado, pois outra pessoa não conseguiu satisfazer suas necessidades, mas é possível que você consiga satisfazer pelo menos algumas das suas necessidades para si mesmo, agora e neste momento?
- Se está tendo problemas para fazer isso, você também consegue ter compaixão por isso – pela dor que temos como humanos quando nossas necessidades mais profundas não são atendidas?
- Agora, deixe o exercício e simplesmente repouse na sua experiência, deixando que este momento seja exatamente como ele é e você seja exatamente como é.

REFLEXÃO

Como foi validar a sua raiva? Você conseguiu encontrar sentimentos brandos por trás da raiva? Descobriu uma necessidade não satisfeita? Conseguiu experimentar um pouco de autocompaixão por essa necessidade não satisfeita e talvez até atender essa necessidade diretamente?

Esperamos que nessa prática você tenha ido até onde se sentiu seguro. Depois de se conectarem com sentimentos de raiva por uma mágoa passada, algumas pessoas simplesmente não estão prontas para retirar as camadas para que esses sentimentos brandos e necessidades subjacentes sejam revelados. Nesse caso, a coisa mais autocompassiva a fazer pode ser apenas validar a própria raiva e parar por aí. Outras pessoas podem ser capazes de identificar os sentimentos brandos e as necessidades não satisfeitas subjacentes à sua raiva, mas, quando tentam atender suas próprias necessidades diretamente, uma voz interior diz: "Mas eu não quero satisfazer as minhas próprias necessidades. Eu quero que [esta pessoa] faça isso!". Isso geralmente significa que existem sentimentos de mágoa que não foram validados. Ou simplesmente pode ser que o desejo natural por um pedido de desculpas esteja se impondo. No entanto, até que chegue esse dia abençoado, considere a possibilidade de dar a si mesmo o que você precisava urgentemente, talvez apenas por algum tempo.

EXERCÍCIO

Compaixão Irada

Quando a raiva é usada para aliviar o sofrimento do indivíduo ou de outras pessoas, ou para defender o que é certo, ela pode ser denominada "compaixão irada". Algumas de nossas maiores figuras históricas, como o reverendo Dr. Martin Luther King Junior, exploraram a raiva pela injustiça para catalisar a reforma social, ao mesmo tempo mantendo viva a chama do respeito e da compaixão universal. Em outras palavras, a compaixão não nos deixa fracos ou passivos, nem nos faz perder a capacidade de discernir o certo do errado. A compaixão nos ajuda a ver claramente o que está acontecendo e a compreender os motivos complexos pelos quais as pessoas agem como agem. Isso nos permite tomar a atitude apropriada para interromper o comportamento nocivo sem classificar as pessoas em categorias de "bom" e "mau". Dessa forma, a compaixão irada, em oposição à raiva reativa, nos ajuda a nos erguermos contra a injustiça sem piorar uma situação que já é ruim por meio da culpa ou do ódio.

- Respire profundamente por duas ou três vezes e feche os olhos por alguns momentos para se acomodar e se centrar. Tente colocar as mãos sobre o coração ou use algum outro toque calmante como um gesto de apoio e autobondade.
- Pense em uma situação *social* ou *política* particular da qual você discorda totalmente. Em vez de simplesmente ficar com raiva, imagine como pensaria e se sentiria sobre isso com uma mentalidade de compaixão irada. Você consegue descrever a situação de uma forma que não demonize ninguém? Você pode começar a entender que as pessoas que criaram essa situação também são seres humanos fazendo o melhor que podem, mas ao mesmo tempo reconhecer o dano causado e a necessidade de fazer uma mudança.

Manual de *mindfulness* e autocompaixão **145**

- Há alguma *atitude* que você gostaria de tomar para mudar a situação, segundo a perspectiva da compaixão irada?

_____

_____

_____

_____

_____

_____

_____

_____

_____

_____

- Agora, pense em uma situação da sua *vida pessoal* da qual você discorda totalmente – uma situação que foi em grande parte criada por alguém que você conhece, como um parceiro, filho, amigo ou colega. Mais uma vez, em vez de apenas ficar com raiva a respeito, imagine como você pensaria e se sentiria sobre isso com uma mentalidade de compaixão irada. Você consegue descrever a situação de uma forma que não demonize ninguém? Você pode começar a entender que as pessoas que criaram essa situação também são seres humanos fazendo o melhor que podem, mas ao mesmo tempo reconhecer o dano causado e a necessidade de fazer uma mudança.

_____

_____

_____

_____

_____

_____

_____

_____

_____

_____

- Há alguma *atitude* que você gostaria de tomar para mudar a situação, segundo a perspectiva da compaixão irada?

_____

_____

_____

_____

_____

_____

_____

_____

_____

_____

REFLEXÃO

Muitas pessoas acham a ideia da compaixão irada libertadora. Ela oferece uma forma de tomar uma atitude e motiva a mudança sem cair na armadilha da raiva ou da culpa. Embora esse seja um ideal útil a ser perseguido, também é verdade que a raiva é uma sensação natural e que com frequência nos encontraremos recaindo nos velhos padrões reativos. Quando isso ocorrer, não precisamos ter raiva de nós mesmos por termos raiva dos outros! Em vez disso, podemos ter compaixão pela nossa própria humanidade e encontrar nosso centro de presença amorosa e conectada e tentar novamente.

AUTOCOMPAIXÃO E PERDÃO

Quando alguém nos prejudicou e ainda sentimos raiva e amargura, às vezes a coisa mais compassiva a fazer é perdoar. Perdão envolve abandonar da raiva por alguém que nos feriu. Mas o perdão precisa passar pelo luto antes de deixar a raiva ir embora. O ponto central da prática do perdão é que não podemos perdoar os outros sem primeiro nos abrirmos para a dor que experimentamos. Da mesma forma, para perdoar a *nós mesmos*, precisamos primeiro nos abrir para a dor, o remorso e a culpa de termos magoado outros.

> O perdão depende de sermos capazes de nos abrirmos para a dor causada, seja a nós, seja por nós.

Perdoar não significa desculpar um mau comportamento ou retomar um relacionamento que nos cause danos. Se estamos sendo prejudicados em um relacionamento, precisamos nos preservar antes que possamos perdoar. Se estamos magoando outra pessoa em um relacionamento, não podemos nos perdoar se estamos usando isso como uma desculpa para agir incorretamente. Precisamos primeiro interromper o mau comportamento, depois reconhecer e assumir a responsabilidade pelo dano que causamos. Ao mesmo tempo, é importante lembrar que o dano causado é geralmente o produto da interação de um universo de causas e condicionamentos que se perpetuam ao longo do tempo. Em parte, herdamos nosso temperamento de nossos pais e avós, e nossas ações são moldadas pela nossa história inicial na infância, pela cultura, condições de saúde, fatos cotidianos, e assim por diante. Dessa forma, não obtemos controle absoluto sobre o que dizemos e fazemos de um momento para outro.

Às vezes, causamos dor na vida sem que tenhamos essa intenção e podemos ainda lamentar por termos causado essa dor. Um exemplo é quando atravessamos o país para começar uma vida nova, deixando para trás amigos e família, ou quando não podemos dar aos nossos pais idosos a atenção de que precisam devido à nossa situação profissional. Esse tipo de dor não é culpa de ninguém, mas ainda pode ser reconhecido e curado com autocompaixão.

A capacidade de perdoar requer percepção aguçada da nossa humanidade compartilhada. Todos nós somos seres humanos imperfeitos, cujas ações se originam de uma rede de condições interdependentes que são muito maiores que nós mesmos. Em outras palavras, não temos que levar nossos erros de forma tão pessoal. De modo paradoxal, essa compreensão nos ajuda a assumir *mais* responsabilidade por nossas ações porque nos sentimos mais seguros emocionalmente. Um estudo de pesquisa solicitou que os participantes recordassem uma ação recente da qual se sentiram culpados – como colar em uma prova, mentir para o parceiro, dizer uma coisa prejudicial – e que *ainda* os fizesse se sentir mal

> Somos seres humanos imperfeitos por natureza, portanto não há razão para não nos perdoarmos.

quando pensavam a respeito. Os pesquisadores constataram que os participantes que foram incentivados a ser autocompassivos com sua transgressão relataram estar mais motivados para pedir desculpas pelo dano causado e mais comprometidos em não repetir o comportamento do que aqueles que não foram incentivados a ser autocompassivos.

Anneka teve muita dificuldade para se perdoar depois de ter ficado com muita raiva de sua amiga e colega Hilde, a quem ela mandou "se ferrar". Anneka vinha passando por uma tremenda pressão no trabalho para conseguir um contrato com novos clientes, e tudo estava se encaminhando para que fechassem o acordo em um jantar que elas estavam organizando. Os clientes eram muito conservadores, e Anneka sabia que deveria chegar na hora e se vestir apropriadamente para que eles confiassem nela. Hilde deveria buscá-la para o jantar, mas não estava lá no horário combinado. Enlouquecida, Anneka ligou para ela: "Onde você está?". Hilde havia esquecido completamente o combinado. "Oh, lamento muito", ela disse abalada. Enfurecida, Anneka xingou, disse mais uns desaforos, desligou e chamou um táxi. Logo após, Anneka se sentiu terrivelmente mal. Aquela era sua amiga! Hilde não havia feito nada prejudicial de propósito – ela simplesmente se esqueceu, e Anneka andava ocupada demais para lembrá-la. A verdade é que Anneka estava tão ansiosa para fechar o contrato que perdeu a perspectiva e reagiu de modo exagerado.

São cinco os passos para o perdão:

1. *Abertura para a dor* – estar presente com o sofrimento pelo que aconteceu.

2. *Autocompaixão* – permitir que nossos corações se derretam em solidariedade pela dor, não importando o que a causou.

3. *Sabedoria* – começar a reconhecer que a situação não foi inteiramente pessoal, mas consequência de muitas causas e condições interdependentes.

4. *Intenção de perdoar* – "Que eu possa começar a me perdoar [o outro] pelo que eu fiz [ele/ela fez] consciente ou inconscientemente que lhe [me] causou dor."

5. *Responsabilidade de se preservar* – comprometer-se a não repetir o mesmo erro; manter-se fora do caminho do dano até o limite máximo de suas possibilidades.

De início, Anneka se criticou severamente por seu comportamento, mas ela sabia que se recriminar não ajudaria ninguém. Em vez disso, ela precisava se perdoar por ter cometido um erro, assim como todos nós cometemos erros.

Anneka havia aprendido os cinco passos para o perdão no curso de MSC, portanto sabia o que fazer. Primeiro, tinha que aceitar a dor que havia causado a Hilde. Isso foi de fato difícil para Anneka, especialmente porque não conseguiu o contrato que tanto desejava. Sua mente queria colocar toda a culpa em Hilde. Foi culpa de Hilde! Mas Anneka sabia a verdade. Não havia justificativa para falar com Hilde daquele jeito.

Anneka se permitiu sentir na própria pele como deve ter sido para Hilde ouvir aquelas palavras – de alguém que ela considerava uma amiga. Isso exigiu coragem, porque Anneka se sentiu muito mal a respeito. Então, deu a si mesma compaixão pela dor de magoar alguém que amava. "Todos cometem erros. Lamento que você tenha magoado sua amiga daquela maneira. Sei que você lamenta profundamente." Dar compaixão a si mesma ampliou um pouco o panorama, e Anneka conseguiu reconhecer o incrível estresse pelo qual vinha passando. As circunstâncias trouxeram à tona o pior dela. Então, tentou perdoar a si mesma, pelo menos a princípio, pelo seu comportamento. "Que eu possa começar a me perdoar pela dor infligida inconscientemente à minha querida amiga Hilde." Anneka também se comprometeu a fazer pelo menos uma respiração profunda antes de falar quando estivesse com raiva. Ela sabia que isso poderia levar algum tempo porque nem sempre sabia quando sentia raiva, mas estava determinada a tentar ser menos reativa quando estivesse sob estresse.

As duas práticas a seguir guiarão você pelos cinco passos para o perdão – *perdoar os outros* e *perdoar a nós mesmos*. Mais uma vez, o ponto central do perdão é primeiro se abrir para a dor experimentada ou causada aos outros. O momento é muito importante, porque somos naturalmente ambivalentes quanto a sentir culpa por magoar outros ou nos tornarmos vulneráveis a ser magoados futuramente. Como diz o ditado, primeiro precisamos "abandonar toda a esperança de um passado melhor".

PRÁTICA INFORMAL

Perdoando os Outros

- Respire profundamente duas ou três vezes e feche os olhos por alguns momentos para se acomodar e se centrar. Coloque as mãos sobre o coração ou use algum outro toque calmante como um gesto de apoio e autobondade.
  Agora, pense em uma pessoa que lhe causou dor, a quem você pode estar pronto para perdoar. Então, pense em um *fato específico* nesse relacionamento que foi levemente perturbador, talvez um 3 em uma escala de 1 a 10. É importante para este exercício que você escolha uma pessoa e uma ação que esteja verdadeiramente pronto para perdoar porque percebe que continuar com a raiva e a acusação está magoando-o desnecessariamente. Use o tempo que precisar e descreva o evento que gostaria de abordar.

_____
_____
_____
_____
_____
_____
_____
_____
_____
_____

- Enquanto faz este exercício, tente dar bastante espaço para tudo o que você experienciar, proponha-se à prática com curiosidade, consciente do que aconteceu sem ser arrebatado pelo drama. Caso comece a se sentir muito desconfortável, interrompa o exercício. Você pode retomá-lo a qualquer momento que desejar.

ABERTURA PARA A DOR

- Lembre-se dos detalhes o mais vividamente possível, entrando em contato com a dor que essa pessoa lhe causou, talvez até sentindo a dor em seu corpo.
- Você só precisa tocar a dor, não ser sobrecarregado por ela.

AUTOCOMPAIXÃO

- Valide a dor, como se estivesse falando com um amigo querido. "*É claro* que você se sente assim... você foi magoado!" "Isso magoa!"
- Continue dando compaixão a si mesmo, talvez colocando a mão sobre o coração ou em outro lugar e permitindo que a bondade flua através da sua mão para dentro do seu corpo. Ou ofereça a si mesmo frases de autocompaixão: "Que eu possa estar seguro", "Que eu possa ser forte", "Que eu possa ser bondoso comigo mesmo".
- Agora, pergunte a si mesmo: "Estou pronto para perdoar essa pessoa?". Em caso negativo, continue dando compaixão a si mesmo.

SABEDORIA

- Se você estiver *verdadeiramente* ponto para perdoar, veja se consegue compreender as forças que levaram essa pessoa a agir mal. Reconhecendo que é humano cometer erros, considere se houve fatores ambientais que influenciaram o que aconteceu – fatores que estão além de você e dessa pessoa e que você não havia levado em conta. Por exemplo, essa pessoa estava passando por muito estresse no momento, ou houve alguma dificuldade que moldou a personalidade dela (p. ex., infância difícil, baixa autoestima, fatores culturais)? A maioria das pessoas está apenas tentando viver a sua vida da melhor maneira possível. No entanto, independentemente dos fatores que estavam envolvidos, você ainda assim foi magoado.

INTENÇÃO DE PERDOAR

- Agora, se perdoar lhe parecer o mais certo a fazer – e somente se parecer certo –, comece a oferecer perdão para a outra pessoa, talvez dizendo a frase: "Que eu possa começar a perdoá-lo pelo que você fez, consciente ou inconscientemente, e que me causou dor".
Repita essa frase duas ou três vezes.

RESPONSABILIDADE DE SE PRESERVAR

- Por fim, se estiver pronto, firme um contrato consigo mesmo – decidindo não ser magoado assim novamente, nem por essa pessoa ou por outra pessoa, pelo menos o quanto estiver ao seu alcance.

REFLEXÃO

Como lhe pareceu se reconectar com a dor que você experimentou? Você conseguiu oferecer compaixão a si mesmo? Houve alguma resistência?

Você conseguiu identificar algum fator que não havia considerado anteriormente e que levou ao comportamento prejudicial dessa pessoa? Como foi usar a frase de perdão? Você conseguiu entrar em contato com sentimentos de determinação para se proteger no futuro?

Quando fazem esse exercício, algumas pessoas descobrem que não estão prontas para perdoar. A indisponibilidade para perdoar é, por si só, uma experiência de aprendizagem importante. Se isso aconteceu com você, tente focar na palavra *começar* na frase de perdão, a qual valoriza a intenção sem forçar a fazer acontecer. Sabemos que perdoamos quando o coração se sente livre, mas, se o perdão parecer uma carga, é sinal de que ainda não estamos prontos.

PRÁTICA INFORMAL

Perdoando a Nós Mesmos

- Respire profundamente duas ou três vezes e feche os olhos por um momento para se acomodar e se centrar. Coloque as mãos no coração ou use algum outro toque calmante como um gesto de apoio e autobondade.
- Agora, pense em uma pessoa a quem *você* causou dor. Por favor, pense em um fato específico que ocorreu no relacionamento e que você lamenta e pelo qual gostaria de se perdoar. Mais uma vez, escolha uma situação relativamente fácil na primeira vez em que fizer este exercício, talvez um 3 em uma escala de 1 a 10. Tome o tempo que precisar para encontrar a situação certa com a qual trabalhar.

_____
_____
_____
_____
_____
_____
_____
_____
_____
_____

ABERTURA PARA A DOR

- Reserve alguns momentos para considerar como suas ações impactaram a outra pessoa e permita-se sentir a culpa e o remorso que surgem naturalmente quando causamos dor a alguém. Isso pode exigir um pouco de coragem.
Pode ser útil permitir-se sentir as sensações corporais associadas à culpa, abrindo espaço para as sensações físicas no seu corpo.
(Se perceber que o que está sentindo é vergonha em vez de culpa, você poderá revisitar o exercício Trabalhando com a Vergonha, no Capítulo 17.)

AUTOCOMPAIXÃO

- Se você acha que agiu mal, reconheça que faz parte de ser humano cometer erros; a culpa faz parte da experiência humana.
- Ofereça a si mesmo compaixão pelo quanto você sofreu, talvez dizendo: "Que eu possa ser bondoso comigo mesmo. Que eu possa me aceitar como sou". Se desejar, coloque a mão sobre o coração ou outro lugar e permita que a bondade flua através dos seus dedos para dentro do seu corpo.
- Se parecer que você precisa parar por aqui por enquanto, por favor faça isso. Não há necessidade de ir mais longe.

SABEDORIA

- Quando estiver pronto, tente entender o que originou o seu erro. Reserve um momento para considerar se algum fator ambiental o estava influenciando no momento. Por exemplo, você estava passando por muito estresse? Ou certos aspectos da sua personalidade foram desencadeados de forma irracional – antigos botões foram acionados? Reserve um momento para olhar além de si mesmo e da sua interpretação pessoal dessa situação.
- Ou talvez você, na verdade, não tenha cometido um erro e estivesse apenas tentando viver a sua vida da melhor maneira que sabia?

INTENÇÃO DE SE PERDOAR

- Agora, veja se você consegue oferecer perdão a si mesmo, dizendo a frase: "Que eu possa começar a me perdoar pelo que fiz, consciente ou inconscientemente, e que causou dor a essa pessoa".

RESPONSABILIDADE DE SE PRESERVAR

- E, se lhe parecer certo, determine-se a não magoar mais ninguém dessa maneira, pelo menos no que estiver ao seu alcance.

REFLEXÃO

O que foi mais fácil, perdoar a *si mesmo* ou aos *outros*? Você conseguiu se abrir para a dor de ter magoado outra pessoa?

Você conseguiu oferecer compaixão a si mesmo embora possa ter achado que não merecia? Foi útil identificar os fatores que originaram o seu comportamento? Como foi dizer as frases de perdão? Você conseguiu entrar em contato com os sentimentos de determinação para não magoar outras pessoas da mesma forma novamente?

É preciso ter muita coragem para se abrir aos sentimentos de culpa e remorso que surgem quando percebemos que ferimos alguém. Quanto mais conseguirmos suportar esses sentimentos desconfortáveis com compaixão, mais forte será a nossa resolução de evitar repetir nosso erro. Algumas pessoas receiam que, ao perdoar a si mesmas, estarão se furtando da responsabilidade pelas suas ações. Entretanto, o autoperdão genuíno é, na verdade, um precursor da mudança efetiva.

ACOLHENDO O QUE É BOM

Um dos maiores benefícios da autocompaixão é que ela não só o ajuda a lidar com as emoções negativas – ela ativamente *gera emoções positivas*. Quando acolhemos a nós mesmos e a nossa experiência com presença amorosa e conectada, nos sentimos bem. Não nos sentimos bem de uma forma melosa, nem resistimos ou evitamos o que faz com que nos sintamos mal. Em vez disso, a autocompaixão nos permite ter toda a gama de experiências, as amargas e as doces.

Habitualmente, no entanto, tendemos a focar muito mais no que está errado do que no que está bom em nossas vidas. Por exemplo, quando você faz uma avaliação anual no trabalho, do que se lembra mais – dos pontos de louvor ou de crítica? Se vai fazer compras e interage com cinco vendedores educados e um rude, qual deles é mais provável de guardar na lembrança?

> Focar no negativo protegia nossos ancestrais do perigo; hoje nos deixa com uma consciência irrealista e desequilibrada.

O termo psicológico para isso é *viés de negatividade*. Rick Hanson diz que o cérebro é como "velcro para as experiências ruins e teflon para as boas". Segundo o ponto de vista evolucionário, a razão por que temos um viés de negatividade é que os nossos ancestrais que se inquietavam e se preocupavam no final do dia – pensando sobre onde estava ontem a alcateia de hienas e por onde andará amanhã – tinham mais chances de sobreviver do que os nossos ancestrais que se deitavam e relaxavam. Isso é evolutivamente adaptativo quando enfrentamos perigo físico. No entanto, como a maioria dos perigos que enfrentamos hoje em dia são ameaças ao nosso senso de identidade, é autocompassivo corrigirmos o viés de negatividade porque ele distorce a realidade.

Precisamos reconhecer *intencionalmente* e absorver as experiências positivas para desenvolver uma consciência mais realista e equilibrada que não seja enviesada para o negativo. Isso requer algum treinamento, assim como *mindfulness* e autocompaixão requerem treinamento. Além disso, como o treinamento em compaixão requer abertura para a dor, podemos precisar de um aumento de energia para focar na experiência positiva a fim de dar suporte à nossa prática da compaixão.

Focar no positivo também tem benefícios importantes. Barbara Fredrickson, que desenvolveu a teoria de "ampliação e construção", postula que o propósito evolucionário das emoções positivas é ampliar a atenção. Em outras palavras, quando as pessoas se sentem seguras e satisfeitas, elas se tornam curiosas e começam a explorar seu ambiente, observando oportunidades de alimento, abrigo ou descanso. Isso nos permite aproveitar as oportunidades que de outra forma passariam despercebidas.

> **Quando uma porta da felicidade se fecha, outra se abre, mas frequentemente olhamos por tanto tempo para a porta fechada que não vemos a que se abriu para nós.**
> **– Helen Keller**

Recentemente, tem havido um movimento em psicologia que foca em encontrar a forma mais efetiva de ajudar as pessoas a cultivarem emoções positivas, e duas práticas poderosas que foram identificadas são *saborear* e *gratidão*.

SABOREAR

Saborear envolve perceber e apreciar os aspectos positivos da vida – absorvendo-os, permanecendo um tempo com eles e, então, liberando-os. É mais do que prazer – saborear envolve plena consciência da *experiência* de prazer. Em outras palavras, estar consciente de que alguma coisa boa está acontecendo enquanto ela está acontecendo.

Saborear é *mindfulness* da experiência positiva.

Levando em conta nossa tendência natural de ignorar o que está certo e focar no que está errado, precisamos de um pequeno esforço extra para prestar atenção ao que nos dá prazer. Felizmente, saborear é uma prática simples – apreciar o sabor ácido e suculento de uma maçã fresca, uma brisa suave no seu rosto, o sorriso caloroso do seu colega de trabalho, a mão do seu parceiro segurando ternamente a sua. Pesquisas sugerem que simplesmente tirar um tempo para perceber e permanecer nesses tipos de experiências positivas pode aumentar enormemente a nossa felicidade.

GRATIDÃO

Gratidão envolve reconhecer, apreciar e ser grato pelas coisas boas em nossa vida. Se focarmos apenas no que desejamos, mas *não* temos, permaneceremos em um estado de espírito negativo. Mas, quando focamos no que *temos*, e somos gratos por isso, reestruturamos radicalmente a nossa experiência.

Enquanto saborear é primariamente uma prática experiencial, gratidão é uma prática de sabedoria. Sabedoria se refere a entender como tudo ocorre de forma interdependente. A confluência de fatores necessários para que ocorra até mesmo um evento simples é extraordinária e pode inspirar uma atitude de deslumbramento e reverência. Gratidão envolve o reconhecimento da miríade de pessoas e eventos que contribuem para o que é bom em nossas vidas. Como certa vez observou um participante em MSC: "A estrutura da sabedoria é a gratidão".

A gratidão pode estar voltada para as grandes coisas na vida, como nossa saúde e família, mas o efeito da gratidão pode ser ainda mais poderoso quando ela está voltada para coisas pequenas, como quando o ônibus chega no horário ou o ar-condicionado está funcionando em um dia quente de verão. Pesquisas mostram que a gratidão também está fortemente associada à felicidade.

A prática da sabedoria denominada gratidão significa saber que o bom em nossas vidas se origina de uma multiplicidade de pessoas e eventos à nossa volta.

Como escreveu o filósofo Mark Nepo: "O segredo para conhecer a alegria é satisfazer-se facilmente". O professor de meditação James Baraz conta esta maravilhosa história sobre o poder da gratidão em seu livro *Awakening joy*, que adaptamos aqui com sua permissão.

Certa vez eu estava visitando minha mãe, de 89 anos, e trouxe comigo uma revista com um artigo sobre os efeitos benéficos da gratidão. Enquanto jantávamos, eu lhe falei sobre alguns dos achados. Ela disse que estava impressionada com os relatos, mas admitiu que tinha o hábito de uma vida inteira de olhar para a metade do copo que estava vazia. "Sei que tenho muita sorte e tenho muito pelo que ser grata, mas pequenas coisas me tiram do sério." Ela disse que gostaria de conseguir mudar o hábito, mas tinha dúvidas se isso era possível. "Estou muito mais acostumada a ver o que está dando errado", ela concluiu.

"Sabe, mãe, o segredo para a gratidão é realmente a forma como enquadramos uma situação", eu disse. "Por exemplo, suponha que de repente sua televisão não esteja com uma boa recepção."

"Essa é uma situação que eu posso entender", ela concordou com um sorriso.

"Uma forma de descrever a sua experiência seria dizer: 'Isso é tão irritante que eu seria capaz de gritar!'. Ou você poderia dizer: 'Isso é tão irritante... e minha vida é realmente muito abençoada.'" Ela concordou que isso poderia fazer uma grande diferença.

"Mas acho que eu não consigo me lembrar de fazer isso", ela suspirou.

Então, juntos, criamos um jogo da gratidão para lembrá-la. Cada vez que ela se queixava de alguma coisa, eu simplesmente dizia "e...", ao que ela respondia: "e minha vida é muito abençoada". Fiquei eufórico ao ver que ela estava disposta a tentar. Embora aquilo tivesse começado como apenas um jogo divertido, depois de algum tempo ele começou a ter algum impacto real. O humor dela começou a melhorar à medida que nossas semanas iam sendo preenchidas com gratidão. Para meu prazer e surpresa, minha mãe continuou a realizar a prática, e a mudança foi revolucionária.

PRÁTICA INFORMAL

Sentir e Saborear a Caminhada

Esta prática de saborear é particularmente animadora quando ocorre em um ambiente natural, bonito, como em um jardim ou uma floresta, mas pode ser praticada em qualquer lugar em que você se sinta seguro.

- Reserve 15 minutos para caminhar ao ar livre. O propósito da caminhada é perceber e saborear objetos atraentes ou experiências internas positivas, lentamente, um após o outro, usando todos os sentidos – visão, olfato, audição, tato... talvez até o paladar.
- O objetivo não é "tentar" desfrutar ou fazer alguma coisa acontecer. Apenas *permita-se* observar, ser arrebatado, permanecer ali e, então, relaxar com o que lhe dê prazer – o que o atrair.
- Quantas coisas bonitas, atraentes ou inspiradoras você observa enquanto está caminhando? Você desfruta o aroma do eucalipto, o sol morno, uma folha bonita, o formato de uma pedra, um rosto sorridente, o canto de um pássaro, a sensação da terra sob seus pés?
- Quando encontrar alguma coisa prazerosa ou agradável, permita-se ser arrebatado por ela. Realmente a saboreie. Sinta o perfume da grama recém-cortada ou sinta a textura de um graveto, se desejar. *Dê a si mesmo* a experiência como se ela fosse a única coisa que existisse no mundo.
- Quando perder o interesse e quiser descobrir algo novo, relaxe e espere até descobrir outra coisa que seja atrativa e agradável para você. Seja como um beija-flor indo de flor em flor. Quando estiver preenchido com uma, vá para outra.
- Use o tempo que precisar, movimente-se lentamente e veja o que acontece.

REFLEXÃO

Como foi prestar atenção seletivamente às experiências positivas? Você notou alguma coisa que normalmente deixaria passar? Conseguiu se deter e absorver o prazer e a beleza?

Como você está se sentindo agora comparado com antes de ter feito essa prática?

A maioria das pessoas acha que se deixar absorver nas experiências positivas também as torna mais felizes. Esse exercício também pode revelar como nossa conversa mental sobre nossa experiência interfere no modo como a desfrutamos. No entanto, quando redirecionamos o foco para nossa experiência direta de beleza, nossos sentidos são realçados, as cores se tornam mais brilhantes, os sons ficam mais claros, os perfumes mais aromáticos, etc. Como disse Emily Dickinson: "Viver é tão surpreendente que deixa pouco espaço para outras ocupações".

PRÁTICA INFORMAL

Saboreando o Alimento

Saborear um alimento é comer de forma consciente com o convite adicional de *desfrutar* da experiência de se alimentar.

- Escolha um petisco ou uma refeição que você gostaria de comer.
- Reserve um momento e desfrute do quanto o alimento parece bom para você. Então, saboreie o aroma e como o alimento lhe parece ao tato.
- Comece a refletir sobre as muitas mãos que estiveram envolvidas em trazer esse alimento até a sua boca – o fazendeiro, o motorista do caminhão, o vendedor do mercado...
- Agora, coma *muito lentamente*, observando primeiro como você está salivando antes de ingerir o alimento, trazendo-o até a boca, observando quando ele passa por seus lábios, quando você morde, se ocorre uma explosão de sabor, quando você começa a engolir...
- Continue comendo dessa maneira, dando a si mesmo permissão plena para desfrutar cada momento da experiência de comer, como se fosse a primeira e última refeição da sua vida.
- Quando terminar, observe o "desfecho" – como os sabores permanecem na sua boca.

REFLEXÃO

O sabor do alimento foi diferente quando você se deu permissão para usar o tempo que precisasse e o desfrutou? Como foi se alimentar dessa maneira?

Saborear o alimento costuma trazer satisfação e bem-estar imediatos. Ironicamente, quando nos alimentamos sem prestar atenção, em geral não desfrutamos da nossa refeição e frequentemente comemos demais. Pesquisas mostram que um benefício adicional de comer com consciência é que isso nos ajuda a manter o peso e a parar de comer quando estamos satisfeitos.

EXERCÍCIO

Gratidão Pelas Coisas Grandes e Pequenas

Escreva cinco *coisas grandes* da sua vida que são muito importantes para você e pelas quais é grato. Exemplos são a sua saúde, seus filhos, sua carreira, seus amigos.

1. _____
2. _____
3. _____
4. _____
5. _____

Agora, escreva cinco *coisas pequenas e insignificantes* de sua vida – coisas que geralmente passam despercebidas – pelas quais você é grato. Exemplos são botões, uma bomba para pneu de bicicleta, água quente, um sorriso genuíno, óculos de leitura.

1. _____
2. _____
3. _____
4. _____
5. _____

REFLEXÃO

Surgiu alguma coisa na sua lista que o surpreendeu? Foi mais fácil sentir gratidão pelas coisas grandes ou pelas coisas pequenas? Como você se sente depois desse exercício, comparado a antes?

Você pode realizar essa prática quando acordar pela manhã e antes de sair da cama ou à noite, depois que apagar as luzes e antes de adormecer. Tente usar os cinco dedos de cada mão – cinco para as coisas grandes e cinco para as pequenas coisas pelas quais você é grato. Isso leva apenas alguns minutos, mas pesquisas mostram que "contar nossas bênçãos" pode ter um grande impacto na nossa saúde mental.

AUTOAPRECIAÇÃO

A maioria das pessoas reconhece a importância de expressar gratidão e apreciação pelos outros. Mas e quanto a nós mesmos? Isso não acontece assim tão facilmente.

O viés de negatividade é especialmente forte em relação a nós mesmos. A autoapreciação não só parece antinatural – ela pode parecer completamente errada. Devido à nossa tendência a focar nas nossas inadequações em vez de apreciarmos nossas forças, frequentemente temos uma perspectiva distorcida de quem somos. Pense nisso. Quando recebe um elogio, você o aceita e acolhe ou o rebate quase imediatamente? Em geral, sentimo-nos desconfortáveis só em *pensar* sobre nossas boas qualidades. O contra-argumento imediatamente aparece: "Nem sempre eu sou assim" ou "Também tenho muitas más qualidades". Mais uma vez, essa reação demonstra o viés de negatividade, porque, quando recebemos *feedback* negativo, nossos primeiros pensamentos não costumam ser: "Sim, mas nem *sempre* eu sou assim" ou "Você tem conhecimento de todas as minhas *boas* qualidades?".

> A maioria de nós acha simplesmente que é errado nos apreciarmos.

Muitos de nós, na verdade, têm receio de reconhecer nossas coisas boas. Algumas das razões atribuídas para isso são:

- Não quero afastar meus amigos sendo arrogante.
- Minhas boas qualidades não são um problema a ser resolvido, portanto não preciso focar nelas.
- Tenho medo de me colocar em um pedestal e acabar caindo dele.
- Isso vai fazer eu me sentir superior e me afastar dos outros.

É claro que há uma grande diferença entre simplesmente reconhecer a verdade – que temos qualidades boas e não tão boas – e dizer que somos perfeitos ou melhores que os outros. É importante valorizarmos nossos pontos fortes, assim como termos compaixão por nossos pontos fracos, para que possamos nos aceitar integralmente, exatamente como somos.

Podemos aplicar os três componentes da autocompaixão – autobondade, humanidade compartilhada e *mindfulness* – às nossas qualidades positivas e também às negativas. Juntos, esses três fatores permitem nos valorizarmos de uma forma saudável e equilibrada.

AUTOAPRECIAÇÃO

Autobondade: Parte de sermos bondosos com nós mesmos envolve expressar apreciação por nossas boas qualidades, assim como faríamos com um bom amigo.

Humanidade Compartilhada: Quando lembramos que ter boas qualidades faz parte de ser humano, podemos reconhecer nossas forças sem nos sentirmos isolados ou melhores do que os outros.

Mindfulness: Para nos apreciarmos, precisamos prestar atenção às nossas boas qualidades em vez de desprezá-las.

É importante reconhecer que a prática da autoapreciação não é egoísta ou autocentrada. Ao contrário, ela simplesmente reconhece que boas qualidades fazem parte de ser humano. Embora algumas crianças possam ter sido criadas com a crença de que humildade significa *não* reconhecer suas realizações, essa abordagem pode prejudicar seu autoconceito e impedir que elas se conheçam apropriadamente. A autoapreciação é uma forma de corrigir nosso viés de negatividade em relação a nós mesmos e de nos vermos mais claramente como pessoas completas. A autoapreciação também fornece a resiliência emocional e a autoconfiança necessárias para dar aos outros.

> Ser humano inclui boas e más qualidades, portanto a autoapreciação é realista, não egoísta.

A autora de *best-sellers* e professora espiritual Marianne Williamson escreve: "Todos nós nascemos para brilhar, como as crianças... E, quando deixamos nossa própria luz brilhar, inconscientemente damos a outras pessoas permissão para fazer o mesmo. Quando somos liberados do nosso próprio medo, nossa presença automaticamente libera os outros".

Sabedoria e gratidão também são essenciais para a autoapreciação. Essas características, discutidas no capítulo anterior, nos ajudam a ver nossas boas qualidades em um contexto mais amplo. Quando apreciamos a nós mesmos, também estamos apreciando todas as causas, condições e pessoas – entre elas amigos, pais e professores – que originalmente nos ajudaram a desenvolver essas boas qualidades. Isso significa que não precisamos tomar tanto nossas boas qualidades como exclusivamente nossas!

> Quando valorizamos a nós mesmos, também valorizamos a todos aqueles que ajudaram a nos formar e apoiar ao longo do caminho.

Alice cresceu em uma família protestante austera, na qual humildade e modéstia eram a norma esperada. Ela recorda que, quando tinha 8 anos de idade e chegou em casa com um troféu por ter vencido o concurso de soletração da 3ª série, sua mãe apenas ergueu as sobrancelhas e disse: "Agora não vá se sentir tão importante assim". Cada vez que conquistava alguma coisa, Alice achava que tinha que minimizá-la, ou então teria desaprovação da sua família.

Mais tarde em sua vida, Alice começou a namorar um homem chamado Theo, que a achava linda, bondosa, inteligente e maravilhosa e que gostava de lhe dizer essas coisas. Alice não só se retraía constrangida, como os comentários de Theo também a deixavam ansiosa. E se Theo descobrir que não sou perfeita? O que vai acontecer se eu o decepcionar? Ela continuamente ignorava os comentários quando ele dizia alguma coisa gentil, deixando Theo perplexo e se sentindo do outro lado de uma parede invisível.

Alice estava se tornando adepta da autocompaixão, especialmente da capacidade de ver suas inadequações pessoais como parte da humanidade compartilhada. A autoapreciação fazia sentido para Alice, a princípio conceitualmente, mas ela sabia que tinha um longo caminho a seguir. Primeiramente, Alice fazia uma anotação mental de tudo de bom que havia feito durante o dia, um momento de bondade, um sucesso, uma pequena conquista. Então, tentava dizer a si mesma alguma coisa de valorização a respeito, como: "Isso foi muito bem feito, Alice". Quando falava consigo mesma dessa forma, seu sentimento era de que estava violando um contrato invisível da sua infância, e isso a deixava desconfortável, mas ela persistiu. "Não estou dizendo que sou melhor do que qualquer outra pessoa ou que sou perfeita. Estou simplesmente reconhecendo que isso também é verdadeiro." Por fim, Alice firmou o compromisso de aceitar e saborear os elogios sinceros que Theo lhe dava. Theo ficou tão satisfeito com essa reviravolta nos acontecimentos que comprou para ela uma pulseira que dizia na parte interna: Posso não ser perfeita, mas partes de mim são excelentes!

EXERCÍCIO

Como Eu Me Relaciono com Minhas Boas Qualidades?

Considere as perguntas a seguir, sendo o mais franco e honesto possível.

- Como você reage a elogios? Você os recebe com alegria ou amabilidade, ou fica tenso, os evita ou os dispensa?

_____
_____
_____
_____
_____
_____
_____
_____
_____

- Em seus momentos privados, você acha confortável ou desconfortável apreciar suas boas qualidades?

_____
_____
_____
_____
_____
_____
_____
_____

_____
_____

- Se você achar que é desconfortável apreciar suas boas qualidades, reflita sobre por que as coisas são assim. Você tem medo de se tornar arrogante, cair do pedestal, se tornar complacente ou se sentir isolado dos outros, ou existe alguma outra razão? Como é isso para você?

_____
_____
_____
_____
_____
_____
_____
_____
_____
_____

REFLEXÃO

Muitas pessoas acham que o auge da sua prática é a autoapreciação em vez da autocompaixão. De alguma maneira, está tudo bem aceitarmos nossas próprias falhas e inadequações, mas também reconhecermos nossos pontos fortes e realizações? Oba! Se você é assim, isso significa que pode realmente se beneficiar ao tornar a autoapreciação uma prática consciente na sua vida diária.

EXERCÍCIO

Autoapreciação

Este exercício vai ajudá-lo a descobrir qualidades que você aprecia em si mesmo, especialmente reconhecendo as influências em sua vida que o ajudaram a desenvolver essas boas qualidades.

Se você experimentar qualquer desconforto durante este exercício, abra algum espaço para o que estiver sentindo e deixe-se ser como você é.

- Respire profundamente duas ou três vezes e feche os olhos por alguns momentos para se acomodar e se centrar. Coloque as mãos sobre o coração ou use algum outro toque calmante como um gesto de apoio e autobondade.

Manual de *mindfulness* e autocompaixão **163**

- Agora, pense em três a cinco coisas que você aprecia em si mesmo. As primeiras coisas que vêm à sua mente podem ser um tanto superficiais. Veja se consegue se abrir ao que *realmente* gosta e aprecia em si mesmo, lá no seu íntimo. Por favor, use o tempo que precisar e seja honesto.

- Agora, considere cada uma dessas qualidades positivas, uma a uma, e ofereça a si mesmo uma reverência interna de apreciação por ter esses dons.
- Observe se você sente algum desconforto enquanto pensa em suas qualidades e abra espaço para isso, permitindo que a sua experiência seja apenas como ela é. Lembre-se de que você não está dizendo que *sempre* apresenta essas boas qualidades ou que é melhor do que os outros. Você está simplesmente reconhecendo que isso também é verdade.
- Agora, reflita – existem pessoas que o ajudaram a desenvolver suas qualidades? Talvez amigos, pais, professores, até mesmo autores de livros que o impactaram de forma positiva?

- Pense em cada uma dessas influências positivas e envie a cada uma um pouco de gratidão e também apreciação.
- Deixe-se saborear, apenas por este momento, sentindo-se bem consigo mesmo – deixe-se realmente absorver as sensações.

REFLEXÃO

Você conseguiu pensar em algumas boas qualidades? Como foi quando deu a si mesmo autoapreciação? A autoapreciação ficou mais fácil quando você trouxe gratidão e apreciação para os outros?

A parte interessante desse exercício para a maioria das pessoas é o quão mais fácil se torna aceitar nossas boas qualidades quando percebemos o quanto elas estão entrelaçadas com as vidas e as contribuições dos outros. Desse modo, acender a luz da apreciação sobre nós mesmos parece menos autocentrado, e nos sentimos menos sozinhos quando incluímos os outros no círculo de apreciação.

Um número considerável de pessoas acha essa prática difícil, especialmente aquelas que sofreram um trauma na infância ou foram criadas em um ambiente onde era "errado" sentir orgulho das suas conquistas. Às vezes, quando tentamos apreciar nossas boas qualidades, relembramos o quanto essas boas qualidades *não* eram apreciadas, ou nossas qualidades não tão boas se tornavam mais aparentes para nós. Isso é *backdraft* (veja o Capítulo 8). Se isso aconteceu com você, lembre-se de que *backdraft* faz parte do processo de transformação e seja terno e compassivo consigo mesmo. *Backdraft* também pode ser um sinal de que essa é uma prática fecunda para você, a ser realizada lentamente, com paciência. Quando você dá permissão a si mesmo para reconhecer seu eu *integral* – o bom e também o mau –, abre a porta para viver uma vida mais plena e mais autêntica.

AVANÇANDO

Este livro está chegando ao fim, e você aprendeu uma ampla variedade de princípios e práticas para cultivar autocompaixão. Você pode estar se perguntando sobre como integrar o que aprendeu à sua vida diária e como continuar praticando nos próximos meses e até mesmo anos.

Algumas vezes é levantada esta questão: "Qual é a prática certa para mim?". A melhor resposta vem da professora de meditação Sharon Salzberg: "Aquela com a qual você estiver mais comprometido!". Somente descobrimos em retrospectiva com quais práticas estamos mais comprometidos, mas um bom começo provavelmente são as práticas que foram *mais fáceis* e *mais agradáveis*. Quais são elas? Você terá a chance de refletir sobre isso a seguir.

Também é bom saber quais práticas foram especialmente *significativas* ou *úteis* para você. Talvez você tenha esbarrado em algum limite de evolução e sofrido algum *backdraft*, mas sente que existe liberdade dobrando a esquina. Em caso afirmativo, você pode tomar nota disso e retornar à prática quando se sentir pronto, sendo o tempo todo autocompassivo sobre *como* você pratica.

> A melhor prática para você é aquela com a qual está mais comprometido.

Estas são algumas dicas para manter uma prática:

◊ Torne a sua prática o mais agradável possível para que ela seja autorreforçadora.
◊ Comece pequeno – práticas curtas podem fazer uma grande diferença.
◊ Pratique durante a vida diária, quando você mais precisa.
◊ Seja compassivo quando sua prática falhar e simplesmente comece outra vez.
◊ Deixe de lado o esforço desnecessário para praticar da forma correta – simplesmente seja acolhedor e amigável consigo mesmo.
◊ Escolha uma hora sistemática para praticar todos os dias.
◊ Identifique os obstáculos à prática.
◊ Leia livros sobre *mindfulness* e autocompaixão.
◊ Faça um diário sobre suas experiências de prática.
◊ Mantenha-se conectado – pratique em comunidade.
◊ Escute as meditações orientadas disponíveis usando os *links* deste livro.
◊ Faça um programa de MSC. O Center for Mindful Self-Compassion (*www.centerformsc.org*) tem um diretório de cursos em MSC oferecidos no mundo inteiro, além de treinamento *on-line* em MSC.

EXERCÍCIO

Do que Eu Gostaria de Lembrar?

Antes de terminar este livro, você pode refletir sobre tudo o que aprendeu. Também é possível que se sinta sobrecarregado pelo imenso volume de aprendizagem nova. Assim, surge a pergunta: "Do que eu gostaria de me lembrar?". Por favor, responda às duas questões a seguir – uma questão do coração e uma questão prática.

QUESTÃO DO CORAÇÃO

- Feche os olhos por um momento e permita-se refletir sobre sua experiência durante o uso deste livro. Fazendo uma varredura no território do seu coração, *sentindo* seu coração, pergunte a si mesmo: "O que me tocou, me comoveu ou me mudou por dentro?". Para ajudar sua memória, você também pode revisar as anotações que tenha feito neste livro ou em um caderno.

    Pode ser qualquer coisa, na verdade – talvez uma surpresa, uma constatação ou um *insight*. Ou talvez alguma coisa que o confortou, desafiou, animou ou que o transformou ao longo do caminho.

    Use o tempo que precisar e escreva o que surgir na sua mente – o que você gostaria de lembrar.

_____
_____
_____
_____
_____
_____
_____
_____
_____
_____

QUESTÃO PRÁTICA

- A seguir, escreva todas as *práticas* que você gostaria de lembrar e repetir daqui para a frente. Veja se há alguma meditação formal e alguma prática informal que você achou útil para sua vida diária. Para ajudá-lo a relembrar as práticas, folheie este livro de exercícios, observando em particular as práticas em que você sem dúvida encontrou mais ressonância ou as que tiveram impacto mais forte em você.

_____
_____
_____
_____

Manual de *mindfulness* e autocompaixão   **167**

UMA PALAVRA FINAL

Somos sinceramente gratos a vocês, nossos leitores, por se juntarem a nós neste caminho de *mindfulness* e autocompaixão. Sabemos que é preciso coragem e comprometimento para se abrir à plenitude da nossa experiência humana. Esperamos que seus esforços já tenham dado frutos, talvez na forma de um coração mais leve e feliz. A prática é assim paradoxal – quanto mais mergulhamos no sofrimento com *mindfulness* e compaixão, mais ela liberta o coração. No entanto, precisamos ser pacientes.

A prática de *mindfulness* e autocompaixão é uma jornada para toda a vida – nós nunca chegamos. Isso é bom porque torna cada momento de nossas vidas mais precioso, fazendo com que percebamos que cada momento é uma oportunidade para praticar. Agradecemos especialmente a oportunidade de praticarmos juntos em comunidade. Esperamos que você se considere parte dessa comunidade em crescimento de uma forma que ela o abasteça.

Encerrando, que os frutos dos nossos esforços comuns possam ser dedicados a *todos* os seres e que nunca nos esqueçamos de nos incluirmos no grande círculo da compaixão.

RECURSOS

LIVROS

Baraz, J., & Alexander, S. (2012). *Awakening joy*. Berkeley, CA: Parallax Press.

Bluth, K. (2017). *The self-compassion workbook for teens*. Oakland, CA: New Harbinger Press.

Brach, T. (2003). *Radical acceptance: Embracing your life with the heart of a Buddha*. New York: Bantam.

Brach, T. (2013). *True refuge*. New York: Bantam Books.

Brown, B. (2010). *The gifts of imperfection*. Center City, MN: Hazelden. Brown, B. (2012). *Daring greatly*. New York: Penguin.

Chödrön, P. (1997). *When things fall apart: Heart advice for difficult times*. Boston: Shambhala.

Chödrön, P. (2005). *Start where you are: How to accept yourself and others*. London: Element/HarperCollins.

Dalai Lama. (1995). *The power of compassion*. New York: HarperCollins. Fredrickson, B. (2013). *Love 2.0*. New York: Hudson Street Press.

Germer, C. K. (2009). *The mindful path to self-compassion*. New York: Guilford Press.

Germer, C., & Neff, K. (in press). *Teaching the Mindful Self-Compassion program: A guide for professionals*. New York: Guilford Press.

Gilbert, P. (2009). *The compassionate mind*. Oakland, CA: New Harbinger Press. Hanh, T. N. (1998). *Teaching on love*. Berkeley, CA: Parallax Press.

Hanson, R. (2009). *The Buddha's brain*. Oakland, CA: New Harbinger Press. Hanson, R. (2014). *Hardwiring happiness*. New York: Harmony/Crown.

Jinpa, T. (2015). *A fearless heart*. New York: Avery/ Penguin. Kabat-Zinn, J. (1990). *Full catastrophe living*. New York: Dell. Keltner, D. (2009). *Born to be good*. New York: Norton.

Kornfield, J. (1993). *A path with heart*. New York: Bantam Books.

Neff, K. (2011). *Self-compassion: The proven power of being kind to yourself*. New York: William Morrow.

Rosenberg, M. (2003). *Nonviolent communication: A language of life*. Encinitas, CA: PuddleDancer Press.

Salzberg, S. (1997). *Lovingkindness: The revolutionary art of happiness*. Boston: Shambhala.

Salzberg, S. (2008). *The kindness handbook*. Boulder, CO: Sounds True. Siegel, D. J. (2010). *Mindsight*. New York: Bantam.

ÁUDIOS E CURSOS *ON-LINE* DE KRISTIN NEFF E CHRISTOPHER GERMER

The power of self-compassion: A step-by-step training to bring kindness and inner strength to any moment of your life. Sounds True, *www.soundstrue.com*. Treinamento *on-line* de oito semanas com Kristin Neff e Christopher Germer.

Self-compassion: Step by step: The proven power of being kind to yourself. Sounds True. *www.soundstrue.com*. Áudio de seis sessões de treinamento com Kristin Neff.

WEBSITES DE KRISTIN NEFF E CHRISTOPHER GERMER

Center for Mindful Self-Compassion

www.centerformsc.org

- Gravações em áudio e vídeo de Christopher Germer e Kristin Neff
- Recursos de apoio à prática continuada
- *Sugestões on-line* para estudos continuados
- Informações sobre os próximos encontros, *workshops* e outras atividades relacionadas à autocompaixão

- Um banco de dados pesquisável com informações sobre professores e o programa de MSC em todo o mundo

Mídias Sociais

- Facebook: *www.facebook.com/centerformsc*
- Twitter: *@centerformsc*

Kristin Neff

www.self-compassion.org
- Vídeos
- Guias de meditação
- Exercícios de autocompaixão
- Testando seu nível de autocompaixão
- Grande biblioteca de pesquisas sobre autocompaixão
- Informações sobre próximas palestras e *workshops*

Mídias Sociais

- Facebook: *www.facebook.com/selfcompassion*
- Twitter: *@self_compassion*

Christopher Germer

www.chrisgermer.com
- Guias de meditação
- Informações sobre próximas palestras e *workshops*

Mídias Sociais

- Facebook: *www.facebook.com/Christopher-K-Germer -PhD-The-Mindful-Path-to-Self-Compassion- 141943624277*

OUTROS *WEBSITES* ÚTEIS

Terapia de Aceitação e Compromisso
www.contextualscience.org/act

Center for Compassion and Altruism Research and Education, Stanford Medicine
www.ccare.stanford.edu

Center for Healthy Minds, University of Wisconsin–Madison
www.centerhealthyminds.org

Center for Mindfulness and Compassion, Cambridge Health Alliance, Harvard Medical School Teaching Hospital
www.chacmc.org

Center for Mindfulness in Medicine, Health Care, and Society, University of Massachusetts Medical School
www.umassmed.edu/cfm

Cognitively-Based Compassion Training, Emory University
www.tibet.emory.edu/cognitively-based-compassion- -training

Compassion Cultivation Training and Contemplative Education, Compassion Institute
www.compassioninstitute.com

Terapia Focada em Compaixão, Compassionate Mind Foundation
www.compassionatemind.co.uk

Greater Good Magazine, Greater Good Science Center at UC Berkeley
www.greatergood.berkeley.edu

Institute for Meditation and Psychotherapy
www.meditationandpsychotherapy.org

Sistemas Familiares Internos, Center for Self-Leadership
www.selfleadership.org

Terapia Cognitiva Baseada em *Mindfulness*
www.mbct.com

NOTAS

INTRODUÇÃO

PÁGINA 1:

Nossa tarefa não é procurar amor: Citação retirada de *www.bbc.co.uk/worldservice/learningenglish/movingwords/quotefeature/rumi.shtml*.

... autocompassivos tendem a sentir maior felicidade, satisfação na vida: Zessin, U., Dickhauser, O., & Garbade, S. (2015). The relationship between self-compassion and well-being: A meta-analysis.. *Applied Psychology: Health and Well-Being, 7*(3), 340–364.

... e motivação: Breines, J. G., & Chen, S. (2012). Self-compassion increases self-improvement motivation. *Personality and Social Psychology Bulletin, 38*(9), 1133–1143.

...melhores relacionamentos: Neff, K. D., & Beretvas, S. N. (2013). The role of self-compassion in romantic relationships. *Self and Identity, 12*(1), 78–98.

... e saúde física: Dunne, S., Sheffield, D., & Chilcot, J. (2016). Brief report: Self-compassion, physical health and the mediating role of health promoting behaviours. *Journal of Health Psychology*.

... e menos ansiedade e depressão: MacBeth, A., & Gumley, A. (2012). Exploring compassion: A meta-analysis of the association between self-compassion and psychopathology. *Clinical Psychology Review, 32*, 545–552.

... eventos estressantes na vida, como divórcio: Sbarra, D. A., Smith, H. L., & Mehl, M. R. (2012). When leaving your ex, love yourself: Observational ratings of self-compassion predict the course of emotional recovery following marital separation. *Psychological Science, 23*, 261–269.

... crises de saúde: Brion, J. M., Leary, M. R., & Drabkin, A. S. (2014). Self-compassion and reactions to serious illness: The case of HIV. *Journal of Health Psychology, 19*(2), 218–229.

... fracasso acadêmico: Neff, K. D., Hseih, Y., & Dejitthirat, K. (2005). Self-compassion, achievement goals, and coping with academic failure. *Self and Identity, 4*, 263–287.

... até mesmo traumas de combate: Hiraoka, R., Meyer, E. C., Kimbrel, N. A., DeBeer, B. B., Gulliver, S. B., & Morissette, S. B. (2015). Self-compassion as a prospective predictor of PTSD symptom severity among trauma-exposed U.S. Iraq and Afghanistan war veterans. *Journal of Traumatic Stress, 28*, 1-7.

PÁGINA 2:

Programas de treinamento... terapia de redução do estresse baseada em *mindfulness*: Birnie, K., Speca, M., & Carlson, L. E. (2010). Exploring self-compassion and empathy in the context of mindfulness-based stress reduction (MBSR). *Stress and Health, 26*, 359–371.

... e terapia cognitiva baseada em *mindfulness*: Kuyken, W., Watkins, E., Holden, E., White, K., Taylor, R. S., Byford, S., et al. (2010). How does mindfulness-based cognitive therapy work? *Behavior Research and Therapy, 48*, 1105–1112.

... também aumentam a autocompaixão: Keng, S., Smoski, M. J., Robins, C. J., Ekblad, A. G., & Brantley, J. G. (2012). Mechanisms of change in mindfulness-based stress reduction: Self-compassion and mindfulness as mediators of intervention outcomes. *Journal of Cognitive Psychotherapy, 26*(3), 270–280.

... aumentos duradouros em autocompaixão e *mindfulness*, reduz ansiedade e depressão: Neff, K. D., & Germer, C. K. (2013). A pilot study and randomized controlled trial of the Mindful Self-Compassion program. *Journal of Clinical Psychology, 69*(1), 28–44.

... melhora o bem-estar geral: Bluth, K., Gaylord, S. A., Campo, R. A., Mullarkey, M. C., & Hobbs, L. (2016). Making friends with yourself: A mixed methods pilot

174 Notas

study of a Mindful Self-Compassion program for adolescents. *Mindfulness, 7*(2), 1–14.

... e até mesmo estabiliza os níveis de glicose entre pessoas com diabetes: Friis, A. M., Johnson, M. H., Cutfield, R. G., & Consedine, N. S. (2016). Kindness matters: A randomized controlled trial of a mindful self-compassion intervention improves depression, distress, and HbA1c among patients with diabetes. *Diabetes Care, 39*(11), 1963–1971.

Embora seja benéfico nos sentirmos bem com nós mesmos: Neff, K. D., & Vonk, R. (2009). Self-compassion versus global self-esteem: Two different ways of relating to oneself. *Journal of Personality, 77*, 23–50.

PÁGINA 3:

... publicação do livro *Mindfulness e psicoterapia*: Germer, C. K., Siegel, R., & Fulton, P. (Eds.). (2013). *Mindfulness and psychotherapy* (2nd ed.). New York: Guilford Press.

PÁGINA 4:

Em 2009, publiquei *The mindful path to self-compassion*: Germer, C. K. (2009). *The mindful path to self-compassion: Freeing yourself from destructive thoughts and emotions.* New York: Guilford Press.

No ano seguinte, Kristin publicou *Autocompaixão*: Neff, K. D. (2011). *Self-compassion: The proven power of being kind to yourself.* New York: William Morrow.

PÁGINA 5:

... do manual de treinamento em MSC, a ser publicado por The Guilford Press: Germer, C. K., & Neff, K. D. (in press). *Teaching the Mindful Self-Compassion program: A guide for professionals.* New York: Guilford Press.

CAPÍTULO 1
O QUE É AUTOCOMPAIXÃO?

PÁGINA 7:

... autobondade, humanidade compartilhada e *mindfulness*: Neff, K. D. (2003). Self-compassion: An alternative conceptualization of a healthy attitude toward oneself. *Self and Identity, 2*, 85–102.

PÁGINA 11:

Dados preliminares sugerem...: Knox, M., Neff, K., & Davidson, O. (2016, June). *Comparing compassion for self and others: Impacts on personal and interpersonal well-being.* Trabalho apresentado na 14ª reunião anual da Association for Contextual Behavioral Science World Conference, Seattle, WA.

CAPÍTULO 2
O QUE NÃO É AUTOCOMPAIXÃO

PÁGINA 18:

... têm mais probabilidade de avaliar as perspectivas: Neff, K. D., & Pommier, E. (2013). The relationship between self-compassion and other-focused concern among college undergraduates, community adults, and practicing meditators. *Self and Identity, 12*(2), 160–176.

... ruminar sobre o quanto as coisas estão ruins: Raes, F. (2010). Rumination and worry as mediators of the relationship between self-compassion and depression and anxiety. *Personality and Individual Differences, 48*, 757–761.

... lidar com situações difíceis como divórcio: Sbarra, D. A., Smith, H. L., & Mehl, M. R. (2012). When leaving your ex, love yourself: Observational ratings of selfcompassion predict the course of emotional recovery following marital separation. *Psychological Science, 23*, 261–269.

... trauma: Hiraoka, R., Meyer, E. C., Kimbrel, N. A., DeBeer, B. B., Gulliver, S. B., & Morissette, S. B. (2015). Self-compassion as a prospective predictor of PTSD symptom severity among trauma-exposed U.S. Iraq and Afghanistan war veterans. *Journal of Traumatic Stress, 28*, 1–7.

... dor crônica: Wren, A. A., Somers, T. J., Wright, M. A., Goetz, M. C., Leary, M. R., Fras, A. M., et al. (2012). Self-compassion in patients with persistent musculoskeletal pain: Relationship of self-compassion to adjustment to persistent pain. *Journal of Pain and Symptom Management, 43*(4), 759–770.

... mais amorosas e apoiadoras nos relacionamentos românticos: Neff, K. D., & Beretvas, S.N. (2013). The role of self-compassion in romantic relationships. *Self and Identity, 12*(1), 78–98.

... têm maior disponibilidade para chegar a um consenso nos conflitos de relacionamento: Yarnell, L. M., & Neff, K. D. (2013). Self-compassion, interpersonal conflict resolutions, and well-being. *Self and Identity, 2*(2), 146–159.

... mais compassivas e misericordiosas em relação aos outros: Neff, K. D., & Pommier, E. (2013). The relationship between self-compassion and other-focused concern among college undergraduates, community adults, and practicing meditators. *Self and Identity, 12*(2), 160–176.

... comportamentos mais saudáveis, como fazer exercícios: Magnus, C. M. R., Kowalski, K. C., & McHugh, T. L. F. (2010). The role of self-compassion in women's self-determined motives to exercise and exercise-related outcomes. *Self and Identity, 9*, 363–382.

... comer bem: Schoenefeld, S. J., & Webb, J. B. (2013). Self-compassion and intuitive eating in college women: Examining the contributions of distress tolerance and body image acceptance and action. *Eating Behaviors, 14*(4), 493–496.

... beber menos: Brooks, M., Kay-Lambkin, F., Bowman, J., & Childs, S. (2012). Self-compassion amongst clients with problematic alcohol use. *Mindfulness, 3*(4), 308–317.

... ir ao médico mais regularmente: Terry, M. L., Leary, M. R., Mehta, S., & Henderson, K. (2013). Self--compassionate reactions to health threats. *Personality and Social Psychology Bulletin, 39*(7), 911–926.

PÁGINA 19:

... assumem maior responsabilidade por seus atos: Zhang, J. W., & Chen, S. (2016). Self-compassion promotes personal improvement from regret experiences via acceptance. *Personality and Social Psychology Bulletin, 42*(2), 244–258.

... são mais propensas a se desculpar se ofenderam alguém: Howell, A. J., Dopko, R. L., Turowski, J. B., & Buro, K. (2011). The disposition to apologize. *Personality and Individual Differences, 51*(4), 509–514.

... não se recriminam quando falham: Neff, K. D. (2003). The disposition to apologize.. *Self and Identity, 2*, 223–250.

... menos medo do fracasso: Neff, K. D., Hseih, Y., & Dejitthirat, K. (2005). Self-compassion, achievement goals, and coping with academic failure. *Self and Identity, 4*, 263–287.

... maior probabilidade de tentar novamente e persistir em seus esforços depois de falhar: Breines, J. G., & Chen, S. (2012). Self-compassion increases self-improvement motivation. *Personality and Social Psychology Bulletin, 38*(9), 1133–1143.

PÁGINA 20:

Comparada com a autoestima, a autocompaixão é menos contingente: Neff, K. D., & Vonk, R. (2009). Self-compassion versus global self-esteem: Two different ways of relating to oneself. *Journal of Personality, 77*, 23–50.

CAPÍTULO 3
OS BENEFÍCIOS DA AUTOCOMPAIXÃO

PÁGINA 23:

As pessoas que são mais autocompassivas experimentam maior bem-estar:

MacBeth, A., & Gumley, A. (2012). Exploring compassion: A meta-analysis of the association between self--compassion and psychopathology. *Clinical Psychology Review, 32*, 545–552.

Zessin, U., Dickhauser, O., & Garbade, S. (2015). The relationship between selfcompassion and well-being: A meta-analysis. *Applied Psychology: Health and Well--Being, 7*(3), 340–364.

Neff, K. D., Long, P., Knox, M. C., Davidson, O., Kuchar, A., Costigan, A., et al. (no prelo). The forest and the trees: Examining the association of self-compassion and its positive and negative components with psychological functioning. *Self and Identity.*

Hall, C. W., Row, K. A., Wuensch, K. L., & Godley, K. R. (2013). The forest and the trees: Examining the association of self-compassion and its positive and negative components with psychological functioning. *Journal of Psychology, 147*(4), 311–323.

... pessoas que fizeram o curso de MSC: Neff, K. D., & Germer, C. K. (2013). A pilot study and randomized controlled trial of the Mindful Self-Compassion program. *Journal of Clinical Psychology, 69*(1), 28–44.

PÁGINA 25:

A Escala de Autocompaixão mede: Neff, K. D. (2003). Development and validation of a scale to measure self-compassion. *Self and Identity, 2*, 223–250.

... versão adaptada do formulário curto: Raes, F., Pommier, E., Neff, K. D., & Van Gucht, D. (2011). Construction and factorial validation of a short form of the Self-Compassion Scale. *Clinical Psychology and Psychotherapy, 18*, 250–255.

PÁGINA 26:

Manter um diário é uma forma efetiva de expressar suas emoções: Ullrich, P. M., & Lutgendorf, S. K. (2002). Journaling about stressful events: Effects of cognitive processing and emotional expression. *Annals of Behavioral Medicine, 24*(3), 244–250.

CAPÍTULO 4
A FISIOLOGIA DA AUTOCRÍTICA E DA AUTOCOMPAIXÃO

PÁGINA 29:

... criou a terapia focada na compaixão: Gilbert, P. (2009). *The compassionate mind.* London: Constable.

O sistema de ameaça-defesa se desenvolveu: LeDoux, J. E. (2003). *Synaptic self: How our brains become who we are.* New York: Penguin.

176 Notas

... o sistema de cuidados dos mamíferos se desenvolveu: Solomon, J., & George, C. (1996). Defning the caregiving system: Toward a theory of caregiving. *Infant Mental Health Journal, 17*(3), 183–197.

Duas formas confiáveis de ativar o sistema de cuidados ... Stellar, J. E., & Keltner, D. (2014). Compassion. In M. Tugade, L. Shiota, & L. Kirby (Eds.), *Handbook of positive emotions* (pp. 329–341). New York: Guilford Press.

PÁGINA 30:

... pesquisadores pediram que os participantes imaginassem que estavam recebendo compaixão: Rockcliff, H., Gilbert, P., McEwan, K., Lightman, S., & Glover, D. (2008). A pilot exploration of heart rate variability and salivary cortisol responses to compassion-focused imagery. *Clinical Neuropsychiatry, 5,* 132–139.

CAPÍTULO 5
O YIN E O YANG DA AUTOCOMPAIXÃO

PÁGINA 35:

... hábitos mais tradicionais do gênero feminino: Eagly, A. H. (1987). *Sex diferences in social behavior: A social-role interpretation.* Hillsdale, NJ: Erlbaum.

CAPÍTULO 6
MINDFULNESS

PÁGINA 41:

... "consciência da experiência no momento presente com aceitação": Bishop, S. R., Lau, M., Shapiro, S., Carlson, L., Anderson, N. D., Carmody, J., et al. (2004). Mindfulness: A proposed operational definition. *Clinical Psychology Science and Practice, 11,* 191–206.

PÁGINA 42:

... a rede em modo padrão: Raichle, M. E., MacLeod, A. M., Snyder, A. Z., Powers, W. J., Gusnard, D. A., & Shulman, G. L. (2001). A default mode of brain function. *Proceedings of the National Academy of Sciences of the USA, 98*(2), 676–682.

... desativar a rede em modo padrão: Brewer, J. A., Worhunsky, P. D., Gray, J. R., Tang, Y. Y., Weber, J., & Kober, H. (2011). Meditation experience is associated with differences in default mode network activity and connectivity. *Proceedings of the National Academy of Sciences of the USA, 108*(50), 20254–20259.

... quando estamos realizando nossas atividades habituais: Taylor, V. A., Daneault, V., Grant, J., Sca-

vone, G., Breton, E., Roffe-Vidal, S., et al. (2013). Impact of meditation training on the default mode network during a restful state. *Social Cognitive and Affective Neuroscience, 8*(1), 4–14.

CAPÍTULO 7
ABANDONANDO A RESISTÊNCIA

PÁGINA 48:

Sofrimento = Dor × Resistência: Young, S. (2016). *A pain processing algorithm.* Retrieved February 8, 2018, from *www.shinzen.org/wp-content/uploads/2016/12/art_painprocessingalg.pdf.*

... quando resistimos à dor: McCracken, L. M., & Eccleston, C. (2003). Coping or acceptance: What to do about chronic pain? *Pain, 105*(1), 197–204.

... quando tentamos suprimir nossos pensamentos ou sentimentos indesejados: Wegner, D. M., Schneider, D. J., Carter, S. R., & White, T. L. (1987). Paradoxical effects of thought suppression. *Journal of Personality and Social Psychology, 53*(1), 5–13.

CAPÍTULO 8
BACKDRAFT

PÁGINA 55:

... podemos reexperimentar uma dor antiga quando ela começa a ser liberada: Germer, C. K., & Neff, K. D. (2013). Self-compassion in clinical practice. *Journal of Clinical Psychology, 69* (8), 856–867.

PÁGINA 57:

... esta prática pode ajudar a regular emoções fortes como a raiva: Singh, N. N., Wahler, R. G., Adkins, A. D., Myers, R. E., & the Mindfulness Research Group. (2003). Soles of the feet: A mindfulness-based self-control intervention for aggression by an individual with mild mental retardation and mental illness. *Research in Developmental Disabilities, 24,* 158–169.

CAPÍTULO 9
DESENVOLVENDO BONDADE-AMOROSA

PÁGINA 61:

... do termo Pali metta: Salzberg, S. (1997). *Lovingkindness: The revolutionary art of happiness.* Boston: Shambhala.

"... profundo desejo de aliviar esse sofrimento": Goetz, J. L., Keltner, D., & Simon-Thomas, E. (2010). Compassion: An evolutionary analysis and empirical review. *Psychological Bulletin, 136,* 351–374.

Notas **177**

Segundo o Dalai Lama: Dalai Lama. (2003). *Lighting the path: The Dalai Lama teaches on wisdom and compassion.* South Melbourne, Australia: Thomas C. Lothian.

... meditação da bondade-amorosa "depende da dose": Pace, T. W. W., Negi, L. T., Adame, D. D., Cole, S. P., Sivilli, T. I., Brown, T. D., et al. (2009). Effect of compassion meditation on neuroendocrine, innate immune and behavioral responses to psychosocial stress. *Psychoneuroendocrinology, 43*(1), 87–98.

... redução de emoções negativas como ansiedade e depressão: Shonin, E., Van Gordon, W., Compare, A., Zangeneh, M., & Griffiths, M. D. (2014). Buddhist-derived loving-kindness and compassion meditation for the treatment of psychopathology: A systematic review. *Mindfulness, 6,* 1161–1180.

... aumento de emoções positivas como felicidade e alegria: Fredrickson, B. L., Cohn, M. A., Coffey, K. A., Pek, J., & Finkel, S. M. (2008). Open hearts build lives: Positive emotions, induced through loving-kindness meditation, build consequential personal resources. *Journal of Personal and Social Psychology, 95,* 1045–1062.

PÁGINA 62:

"... o coração se rompa e as palavras caiam": Moyers, W., & Ketcham, K. (2006). *Broken: My story of addiction and redemption* (matéria de capa, citado de *The Politics of the Brokenhearted* by Parker J. Palmer). New York: Viking Press.

CAPÍTULO 11
MOTIVAÇÃO AUTOCOMPASSIVA

PÁGINA 73:

... ímpeto necessário para fazer mudanças ou atingir nossos objetivos: Gilbert, P. P., McEwan, K. K., Gibbons, L. L., Chotai, S. S., Duarte, J. J., & Matos, M. M. (2012). Fears of compassion and happiness in relation to alexithymia, mindfulness, and self-criticism. *Psychology and Psychotherapy: Theory, Research and Practice, 85*(4), 374–390.

PÁGINA 74:

... têm menos probabilidade de temer o fracasso: Neff, K. D., Hseih, Y., & Dejitthirat, K. (2005). Self-compassion, achievement goals, and coping with academic failure. *Self and Identity, 4,* 263–287.

... mais probabilidade de tentar novamente quando fracassam: Neely, M. E., Schallert, D. L., Mohammed, S. S., Roberts, R. M., & Chen, Y. (2009). Self-kindness when facing stress: The role of self-compassion, goal regulation, and support in college students well-being. *Motivation and Emotion, 33,* 88–97.

... persistir em seus esforços para continuar aprendendo: Breines, J. G., & Chen, S. (2012). Self-compassion increases self-improvement motivation. *Personality and Social Psychology Bulletin, 38*(9), 1133–1143.

PÁGINA 79:

... modelo dos sistemas familiares internos de Richard Schwartz: Schwartz, R. (1994). *Internal family systems therapy.* New York: Guilford Press.

CAPÍTULO 12
AUTOCOMPAIXÃO E NOSSOS CORPOS

PÁGINA 81:

... os padrões da beleza feminina são muito altos: Grogan, S. (2016). *Body image: Understanding body dissatisfaction in men, women and children.* London: Taylor & Francis.

... antídoto poderoso para a insatisfação corporal: Braun, T. D., Park, C. L., & Gorin, A. (2016). Self-compassion, body image, and disordered eating: A review of the literature. *Body Image, 17,* 117–131.

... nos ajudar a valorizar nosso corpo como ele é: Albertson, E. R., Neff, K. D., & Dill-Shackleford, K. E. (2014). Self-compassion and body dissatisfaction in women: A randomized controlled trial of a brief meditation intervention. *Mindfulness, 6*(3), 444–454.

CAPÍTULO 13
ESTÁGIOS DE PROGRESSO

PÁGINA 90:

"Ainda podemos ser loucos...": Chödrön, P. (1991/2001). *The wisdom of no escape and the path of loving-kindness.* Boston: Shambhala, p. 4.

"O objetivo da prática é se tornar uma bagunça compassiva": Nairn, R. (setembro de 2009). Palestra (parte da Foundation Training in Compassion), Kagyu Samye Ling Monastery, Dumfriesshire, Scotland.

CAPÍTULO 14
VIVENDO PROFUNDAMENTE

PÁGINA 95:

... ideais profundamente arraigados que nos guiam e dão significado às nossas vidas: Hayes, S. C., Strosahl, K. D., & Wilson, K. G. (2011). *Acceptance and commitment therapy: The process and practice of mindful change* (2nd ed.). New York: Guilford Press.

... tais como liberdade, crescimento espiritual, exploração ou expressão artística: Para uma lista

178 Notas

de mais de 50 valores essenciais comuns, veja *http:// jamesclear.com/core-values*.

PÁGINA 101:

Thich Nhat Hanh diz: "Sem lodo não há lótus": Nhat Hahn, T. (2014). *No mud, no lotus: The art of transforming suffering*. Berkeley, CA: Parallax Press.

CAPÍTULO 15
ESTAR DISPONÍVEL PARA OS OUTROS SEM NOS PERDERMOS

PÁGINA 105:

... neurônios-espelho: Rizzolatti, G., Fogassi, L., & Gallese, V. (2006). Mirrors in the mind. *Scientific American, 295*(5), 54–61.

... entrar em ressonância com as emoções dos outros: Lloyd, D., Di Pellegrino, G., & Roberts, N. (2004). Vicarious responses to pain in anterior cingulate cortex: Is empathy a multisensory issue? *Cognitive, Affective, and Behavioral Neuroscience, 4*(2), 270–278.

CAPÍTULO 16
ENFRENTANDO EMOÇÕES DIFÍCEIS

PÁGINA 111:

... cinco os estágios da aceitação quando enfrentamos emoções difíceis: Germer, C. K. (2009). *The mindful path to self-compassion: Freeing yourself from destructive thoughts and emotions*. New York: Guilford Press.

PÁGINA 112:

Pesquisas mostram que, quando rotulamos emoções difíceis: Creswell, J. D., Way, B. M., Eisenberger, N. I., & Lieberman, M. D. (2007). Neural correlates of dispositional mindfulness during affect labeling. *Psychosomatic Medicine, 69*, 560–565.

CAPÍTULO 17
AUTOCOMPAIXÃO E VERGONHA

PÁGINA 117:

... alimentação, vestuário, abrigo e conexão: Lieberman, M. D. (2014). *Social: Why our brains are wired to connect*. Oxford, UK: Oxford University Press.

... vergonha é se sentir mal em relação a nós mesmos: Tangney, J. P., & Dearing, R. L. (2003). *Shame and guilt*. New York: Guilford Press.

... autocompaixão nos permite experimentar nossos sentimentos: Johnson, E. A., & O'Brien, K. A. (2013). Self-compassion soothes the savage ego-threat

system: Effects on negative affect, shame, rumination, and depressive symptoms. *Journal of Social and Clinical Psychology, 32*(9), 939–963.

PÁGINA 118:

... crenças básicas negativas que se encontram na raiz da vergonha: Dozois, D. J., & Beck, A. T. (2008). Cognitive schemas, beliefs and assumptions. *Risk Factors in Depression, 1*, 121–143.

CAPÍTULO 18
AUTOCOMPAIXÃO NOS RELACIONAMENTOS

PÁGINA 125:

"O inferno são os outros": Sartre, J. (1989). *No exit and three other plays* (S. Gilbert, Trans.). New York: Vintage.

Nossa capacidade para ressonância emocional: Decety, J., & Ickes, W. (2011). *The social neuroscience of empathy*. Cambridge, MA: MIT Press.

... espiral descendente de emoções negativas: Garland, E. L., Fredrickson, B., Kring, A. M., Johnson, D. P., Meyer, P. S., & Penn, D. L. (2010). Upward spirals of positive emotions counter downward spirals of negativity: Insights from the broaden-and-build theory and affective neuroscience on the treatment of emotion dysfunctions and deficits in psychopathology. *Clinical Psychology Review, 30*(7), 849–864.

A compaixão é, na verdade, uma emoção positiva: Klimecki, O. M., Leiberg, S., Ricard, M., & Singer, T. (2013). Differential pattern of functional brain plasticity after compassion and empathy training. *Social Cognitive and Affective Neuroscience, 9*(6), 873–879.

PÁGINA 126:

... relacionamentos românticos mais felizes e mais satisfatórios: Neff, K. D., & Beretvas, S. N. (2013). The role of self-compassion in romantic relationships. *Self and Identity, 12*(1), 78–98.

PÁGINA 129:

... adaptada do trabalho de Paul Gilbert: Gilbert, P. (2009). Introducing compassion-focused therapy. *Advances in Psychiatric Treatment, 15*, 199–208.

CAPÍTULO 19
AUTOCOMPAIXÃO PARA CUIDADORES

PÁGINA 133:

... os centros da dor do nosso cérebro se tornam ativos: Lloyd, D., Di Pellegrino, G., & Roberts, N.

(2004). Vicarious responses to pain in anterior cingulate cortex: Is empathy a multisensory issue? *Cognitive, Affective, and Behavioral Neuroscience, 4*(2), 270–278.

... experimentando pensamentos angustiantes e inoportunos: Maslach, C. (2003). Job burnout: New directions in research and intervention. *Current Directions in Psychological Science, 12*(5), 189–192.

... mais vulneráveis eles podem ser à fadiga do cuidador: Williams, C. A. (1989). Empathy and burnout in male and female helping professionals. *Research in Nursing and Health, 12*(3), 169–178.

PÁGINA 134:

... fadiga da compaixão é, na verdade, "fadiga da empatia": Singer, T., & Klimecki, O. M. (2014). Empathy and compassion. *Current Biology, 24*(18), R875–R878.

Sentir o mundo privado do cliente como se ele fosse nosso: Rogers, C. (1961). *On becoming a person: A therapist's view of psychotherapy*. London: Constable, p. 248.

Um estudo de pesquisa treinou pessoas por vários dias: Klimecki, O. M., Leiberg, S., Ricard, M., & Singer, T. (2013). Differential pattern of functional brain plasticity after compassion and empathy training. *Social Cognitive and Affective Neuroscience, 9*(6), 873–879.

CAPÍTULO 20
AUTOCOMPAIXÃO E RAIVA NOS RELACIONAMENTOS

PÁGINA 139:

... a raiva tem funções positivas: Keltner, D., & Haidt, J. (2001). Social functions of emotions. In T. J. Mayne & G. A. Bonanno (Eds.), *Emotions: Current issues and future directions* (pp. 192–213). New York: Guilford Press.

... pode levar a ansiedade, constrição emocional ou entorpecimento: Dimsdale, J. E.,Pierce, C., Schoenfeld, D., Brown, A., Zusman, R., & Graham, R. (1986). Suppressed anger and blood pressure: The effects of race, sex, social class, obesity, and age. *Psychosomatic Medicine, 48*(6), 430–436.

... que é uma forma certeira de ficar deprimido: Blatt, S. J., Quinlan, D. M., Chevron, E. S., McDonald, C., & Zuroff, D. (1982). Dependency and self-criticism: Psychological dimensions of depression. *Journal of Consulting and Clinical Psychology, 50*(1), 113–124.

... ficando com raiva dos outros sem nenhuma razão aparente: Denson, T. F., Pedersen, W. C.,

Friese, M., Hahm, A., & Roberts, L. (2011). Understanding impulsive aggression: Angry rumination and reduced self-control capacity are mechanisms underlying the provocation–aggression relationship. *Personality and Social Psychology Bulletin, 37*(6), 850–862.

PÁGINA 140:

Raiva, amargura e ressentimento são "sentimentos duros": Christensen, A., Doss, B., & Jacobson, N. S. (2014). *Reconcilable differences: Rebuild your relationship by rediscovering the partner you love—without losing yourself* (2nd ed.). New York: Guilford Press.

... raiva crônica causa estresse crônico: Para os efeitos do estresse no corpo, veja *www.apa.org/help-center/stress-body.aspx*.

As necessidades não satisfeitas são necessidades humanas universais: Rosenberg, M. B. (2003). *Nonviolent communication: A language of life*. Encinitas, CA: PuddleDancer Press.

CAPÍTULO 21
AUTOCOMPAIXÃO E PERDÃO

PÁGINA 147:

Mas o perdão precisa passar pelo luto antes de deixar a raiva ir embora: Luskin, F. (2002). *Forgive for good*. New York: HarperCollins.

PÁGINA 148:

Os pesquisadores constataram que os participantes que foram incentivados: Breines, J. G., & Chen, S. (2012). Self-compassion increases self-improvement motivation. *Personality and Social Psychology Bulletin, 38*(9), 1133–1143.

CAPÍTULO 22
ACOLHENDO O QUE É BOM

PÁGINA 153:

ativamente gera emoções positivas: Singer, T., & Klimecki, O. M. (2014). Empathy and compassion. *Current Biology, 24*(18), R875–R878.

O termo psicológico para isso *viés de negatividade*: Rozin, P., & Royzman, E. B. (2001). Negativity bias, negativity dominance, and contagion. *Personality and Social Psychology Review, 5*(4), 296–320.

"velcro para experiências ruins e teflon para as boas": Hanson, R. (2009). *Buddha's brain: The practical neuroscience of happiness, love, and wisdom*. Oakland, CA: New Harbinger.

180 Notas

... reconhecer *intencionalmente* e absorver experiências positivas: Hanson, R. (2013). *Hardwiring happiness: The practical science of reshaping your brain— and your life.* New York: Random House.

... teoria de "ampliação e construção": Fredrickson, B. L. (2004). The broaden-and-build theory of positive emotions. *Philosophical Transactions of the Royal Society B: Biological Sciences, 359*(1449), 1367–1378.

Quando uma porta da felicidade se fecha: Keller, H. (2000). *To love this life: Quotations by Helen Keller.* New York: AFB Press.

PÁGINA 154:

... saborear envolve plena consciência da experiência de prazer: Bryant, F. B., & Veroff, J. (2007). *Savoring: A new model of positive experience.* Hillsdale, NJ: Erlbaum.

... simplesmente tirar um tempo para perceber e permanecer: Jose, P. E., Lim, B. T., & Bryant, F. B. (2012). Does savoring increase happiness?: A daily diary study. *Journal of Positive Psychology, 7*(3), 176–187.

... reconhecer, apreciar e ser grato pelas coisas boas em nossa vida: Emmons, R. A. (2007). *Thanks!: How the new science of gratitude can make you happier.* Boston: Houghton Mifflin Harcourt.

... a gratidão também está fortemente associada à felicidade: Krejtz, I., Nezlek, J. B., Michnicka, A., Holas, P., & Rusanowska, M. (2016). Counting one's blessings can reduce the impact of daily stress. *Journal of Happiness Studies, 17*(1), 25–39.

"O segredo para conhecer a alegria é satisfazer-se facilmente": Nepo, M. (2011). *The book of awakening: Having the life you want by being present to the life you have.* Newburyport, MA: Conari Press, p. 23.

James Baraz conta esta maravilhosa história: Baraz, J., & Alexander, S. (2010). *Awakening joy: 10 steps that will put you on the road to real happiness.* New York: Bantam. Veja também o vídeo da mãe James Baraz, "Confissões de uma mãe judia: como meu filho arruinou a minha vida", em *www.youtube.com/watch?-v=FRbL46mWx9w.*

Sentir e Saborear a Caminhada: Esta prática está baseada em um exercício desenvolvido por Bryant e Veroff (2007), que descobriram que caminhar desta maneira por uma semana aumentava significativamente a felicidade.

PÁGINA 156:

"Viver é tão surpreendente ...": Dickinson, E. (1872). Dickinson–Higginson correspondence, late 1872. Dickinson Electronic Archives. Institute for Advanced Technology in the Humanities (IATH), University of Virginia. Recuperado em 8 de fevereiro de 2018, de *http://archive.emilydickinson.org/correspondence/higginson/l381.html.*

... um benefício adicional de comer com consciência: Godsey, J. (2013). The role of mindfulness-based interventions in the treatment of obesity and eating disorders: An integrative review. *Complementary Therapies in Medicine, 21*(4), 430–439.

PÁGINA 157:

... pesquisas mostram que "contar nossas bênçãos": Para uma revisão desta pesquisa, veja Emmons, R. A. (2007). *Thanks!: How the new science of gratitude can make you happier.* Boston: Houghton Mifflin Harcourt.

CAPÍTULO 23
AUTOAPRECIAÇÃO

PÁGINA 159:

Podemos aplicar os três componentes da autocompaixão: Neff, K. (2011). *Self-compassion: The proven power of being kind to yourself.* New York: William Morrow.

PÁGINA 160:

... autora de *best-sellers* e professora espiritual Marianne Williamson: Williamson, M. (1996). *A return to love: Reflections on the principles of "A course in miracles."* San Francisco: Harper One.

PRÁTICAS E EXERCÍCIOS

Capítulo 1: O QUE É AUTOCOMPAIXÃO?

Como Eu Trato um Amigo? (p. 9)
Relacionando-nos com Nós Mesmos
com Autocompaixão (p. 12)

Capítulo 2: O QUE NÃO É AUTOCOMPAIXÃO

Minhas Apreensões sobre Autocompaixão (p. 17)
Como a Autoestima Está Funcionando
para Você? (p. 20)

Capítulo 3: OS BENEFÍCIOS DA AUTOCOMPAIXÃO

O Quanto Sou Autocompassivo? (p. 25)
Mantendo um Diário da Autocompaixão (p. 26)

Capítulo 4: A FISIOLOGIA DA AUTOCRÍTICA E DA AUTOCOMPAIXÃO

Toque Calmante (p. 31)
Pausa Autocompassiva (p. 32)
Movimento Compassivo (p. 33)

Capítulo 5: O *YIN* E O *YANG* DA AUTOCOMPAIXÃO

De que Aspectos da Autocompaixão
Eu Preciso Agora? (p. 38)

Capítulo 6: *MINDFULNESS*

Respiração Afetiva (p. 43)
A Pedra do Aqui-e-Agora (p. 44)
Mindfulness na Vida Diária (p. 45)

Capítulo 7: ABANDONANDO A RESISTÊNCIA

O Cubo de Gelo (p. 43)
Como Eu Me Causo Sofrimento
Desnecessário? (p. 50)
Percebendo a Resistência (p. 52)

Capítulo 8: *BACKDRAFT*

Sentindo as Solas dos Pés (p. 57)
Autocompaixão na Vida Diária (p. 58)

Capítulo 9: DESENVOLVENDO BONDADE-AMOROSA

Bondade-Amorosa para uma Pessoa Amada (p. 62)
Caminhando com Bondade-Amorosa (p. 64)

Capítulo 10: BONDADE-AMOROSA POR NÓS MESMOS

Encontrando Frases de Bondade-Amorosa (p. 67)
Bondade-Amorosa para Nós Mesmos (p. 70)

Capítulo 11: MOTIVAÇÃO AUTOCOMPASSIVA

Encontrando a Sua Voz Compassiva (p. 75)
Carta Compassiva para Mim Mesmo (p. 79)

Capítulo 12: AUTOCOMPAIXÃO E NOSSOS CORPOS

Aceitando Nossos Corpos com Autocompaixão (p. 82)
Escaneamento Corporal Compassivo (p. 85)

Capítulo 13: ESTÁGIOS DE PROGRESSO

Onde Me Encontro na Minha Prática
da Autocompaixão? (p. 91)
Sendo uma Bagunça Compassiva (p. 92)

182 Práticas e exercícios

Capítulo 14: VIVENDO PROFUNDAMENTE

Descobrindo Nossos Valores Essenciais (p. 96)
Vivendo com um Voto (p. 100)
O Lado Bom – "Silver Linings" (p. 101)

Capítulo 15: ESTAR DISPONÍVEL PARA OS OUTROS SEM NOS PERDERMOS

Dando e Recebendo Compaixão (p. 106)
Escuta Compassiva (p. 108)

Capítulo 16: ENFRENTANDO EMOÇÕES DIFÍCEIS

Trabalhando com Emoções Difíceis (p. 114)

Capítulo 17: AUTOCOMPAIXÃO E VERGONHA

Trabalhando com Nossas Crenças
Básicas Negativas (p. 119)
Trabalhando com a Vergonha (p. 121)

Capítulo 18: AUTOCOMPAIXÃO NOS RELACIONAMENTOS

Pausa Autocompassiva em Conflitos
no Relacionamento (p. 127)
Satisfazendo Nossas Necessidades
Emocionais (p. 127)
Amigo Compassivo (p. 129)

Capítulo 19: AUTOCOMPAIXÃO PARA CUIDADORES

Reduzindo o Estresse para os Cuidadores (p. 135)
Compaixão com Equanimidade (p. 136)

Capítulo 20: AUTOCOMPAIXÃO E RAIVA NOS RELACIONAMENTOS

Atendendo as Necessidades Não Satisfeitas (p. 141)
Compaixão Irada (p. 144)

Capítulo 21: AUTOCOMPAIXÃO E PERDÃO

Perdoando os Outros (p. 149)
Perdoando a Nós Mesmos (p. 151)

Capítulo 22: ACOLHENDO O QUE É BOM

Sentir e Saborear a Caminhada (p. 155)
Saboreando o Alimento (p. 156)
Gratidão Pelas Coisas Grandes e Pequenas (p. 157)

Capítulo 23: AUTOAPRECIAÇÃO

Como Eu Me Relaciono com Minhas
Boas Qualidades? (p. 161)
Autoapreciação (p. 162)

Capítulo 24: AVANÇANDO

Do que Eu Gostaria de Lembrar? (p. 166)

ÍNDICE

Nota. *f* após um número de página indica uma figura.

A

Acalmar. *Veja também* Técnica Abrandar-Acalmar-Permitir
    abordando o *backdraft* e, 56-57
    autocompaixão na vida diária, 59-60
    emoções e, 113-114
    exercícios referentes a, 38
    prestação de cuidados e, 133-134
    vergonha e, 123
    yin e *yang* da autocompaixão e, 35, 35*f*

Aceitação. *Veja também* Aceitação radical
    emoções e, 111-112
    exercícios referentes a, 90-92
    imagem corporal e, 82-85
    mindfulness e, 41
    perdão e, 147-149
    reflexões referentes a, 92-93
    relacionamentos, 125-126
    resistência e, 47-48
    visão geral, 47

Aceitação radical. *Veja também* Aceitação; Prática dos Estágios da Autocompaixão
    exercícios referentes a, 90-92
    reflexões referentes a, 92-93
    visão geral, 89-91

Afeição, 125-126

Afirmações positivas, 65-66

Agitação, 58-59

Alegria, 61-62

Alicerçando, 56-58

Amargura, 139-140, 147

Amigos. *Veja* Apoio

Amor, 9, 29-30, 89. *Veja também* Autobondade

Ancorando
    Abordando o *backdraft* e, 56-57
    meditações da bondade-amorosa e, 63-66
    prática do Movimento Compassivo, 33-34

Ansiedade, 3-4, 23, 61-62

Aparência física, 81-82. *Veja também* Imagem corporal

Apoio. *Veja também* Relacionamentos
    abordando o *backdraft* e, 56-57
    autobondade e, 7-8
    dos outros, 56-60
    motivação e, 73-74

Apoio familiar. *Veja* Apoio

Apoio social. *Veja* Apoio; Relacionamentos

Apreciação, 84-88, 123. *Veja também* Autoapreciação

Atitude, 65-66

Atividades da vida diária, 56-57.
    Veja também Vida diária

Audição, 41-42

Autoapreciação. *Veja também* Apreciação
    exercícios referentes a, 160-164
    reflexões referentes a, 162-163
    visão geral, 159-161

Autobondade
    autoapreciação e, 159-160
    backdraft e, 55
    crenças básicas negativas e, 120-121
    diário de autocompaixão e, 27
    exercícios referentes a, 14
    imagem corporal e, 83-85
    prática da Pausa Autocompassiva e, 31-34
    reflexões referentes a, 15
    resposta ao estresse e, 29-30
    valores essenciais e, 98-99
    visão geral, 7-8, 8*f*

Autocentrado, 18

184 Índice

Autocompaixão. *Veja também* Programa de
Autocompaixão Consciente (MSC)
backdraft e, 55
benefícios da, 23-25
comparada à autoestima, 18-20
crenças básicas negativas e, 117-118
emoções e, 111-112
exercícios referentes a, 9-14, 24-26, 165-166
falsas concepções referentes a, 17-19
imagem corporal e, 81-85
perdão e, 147-148
prática Perdoando a Nós Mesmos, 151
prática Perdoando os Outros, 149-150
práticas informais referentes a, 30-34
recursos para, 171-172
reflexões referentes a, 11, 15, 26, 27
resistência e, 47-49
sistema de cuidados e, 29-30
visão geral, 1-4, 7-9, 165-166, 169
yin e *yang* da, 35-38, 35*f*, 36*f*
Autocompaixão, estágios. *Veja* Prática
dos Estágios da Autocompaixão
Autoconfiança, 73-74, 159-160
Autocrítica
falsas concepções sobre autocompaixão e, 18-19
motivação e, 73-74
práticas informais referentes a, 30-34
resposta ao estresse e, 29-30
visão geral, 29-31
voz compassiva e, 74-75; 79
Autocuidado, 57-58, 133-134
Autodescoberta, 5
Autoestima, 81-82
comparada à autocompaixão, 18-20
exercícios referentes a, 19-21
movimento de autoestima e, 1-3
reflexões referentes a, 21
Autojulgamento, 5
Autopiedade, 18
Autotransformação, 5
Autovalor, 81-82

B

Backdraft. Veja também Dor
abordando, 55-57
autocompaixão na vida diária, 57-60
práticas informais e, 56-60
reconhecendo, 55-56
reflexões referentes a, 57-58
vergonha e, 123

visão geral, 55
Bagunça compassiva, 92-93
Boa vontade, 65-66
Bondade em relação a si
autoapreciação e, 159-160
backdraft e, 55
crenças básicas negativas e, 120-121
diário de autocompaixão e, 27
exercícios referentes a, 14
imagem corporal e, 83-85
prática da Pausa Autocompassiva e, 31-34
reflexões referentes a, 15
resposta ao estresse e, 29-30
valores essenciais e, 98-99
visão geral, 7-8, 8*f*
Bondade-Amorosa, 61-62
Burnout, 133-134

C

Caminhando com Bondade-Amorosa, 63-66
Comer de forma consciente, 155-157
Comer em excesso, 47
Compaixão
comparada a bondade-amorosa, 61
comparada a empatia, 133-134
dando aos outros e, 105-106
meditação do Amigo Compassivo, 129-131
motivação e, 73-75
sistema de cuidados e, 29-30
Compaixão irada, 144-146
Compaixão pelos outros, 35-37
Comparações, 2-3
Conexão. *Veja também* Humanidade
compartilhada; Relacionamentos
autocompaixão e, 9, 59-60
dando aos outros e, 105-106
escuta compassiva, 107-109
meditação Dando e Recebendo
Compaixão, 105-108
prestação de cuidados e, 133-134
visão geral, 125
Confortando
abordando o *backdraft* e, 56-57
autocompaixão na vida diária, 59-60
dando aos outros e, 105-106
exercícios referentes a, 38
prática dos Estágios da Autocompaixão e, 89-91
prestação de cuidados e, 133-134
yin e *yang* da autocompaixão e, 35, 36*f*

Consciência
emoções e, 111-116
meditação Dando e Recebendo
Compaixão, 106-108
saboreando e, 153-154
vergonha e, 122
Constrangimento, 121-123
Conversa consigo mesmo, 61-62, 117-119
Coração partido, 47-48
Cordialidade, 7-8
Crenças básicas negativas. *Veja também* Pensamentos
exercícios referentes a, 118-121
práticas informais e, 121-123
reflexões referentes a, 120-123
rotulando, 122
vergonha e, 117-119
Crítica, eu. *Veja* Autocrítica
Cuidadores
exercícios referentes a, 135-136
práticas informais e, 135-137
reduzindo o estresse para, 135-136
reflexões referentes a, 137
visão geral, 133-135
Culpa, 117-118
Cura, 55

D

Depressão, 23, 61-62
Desafios, 102-103. *Veja também* Obstáculos
Desconexão, 125, 139. *Veja também* Conexão
Desculpas, 18-19
Desejos, 65-67
Desilusão, 89-93. *Veja também* Prática
dos Estágios da Autocompaixão
Diário de autocompaixão, 26-27
Dificuldades, 47-48
Dor, 125. *Veja também Backdraft*; Emoções
autobondade e compaixão e, 55
dando aos outros e, 105-106
perdão e, 147
prática dos Estágios da Autocompaixão e, 89-91
prática Perdoando os Outros, 149-150
resistência e, 47-48

E

Egoísmo, 18, 125-126
Elogios, 160-161
Emoções. *Veja também* Dor; Emoções positivas;
Sentimentos; *emoções individuais*
Abordando o *backdraft* e, 55-56

autocompaixão e, 5
autocompaixão na vida diária, 57-60
consciência das, 111-116
meditação da Bondade-Amorosa para
uma Pessoa Amada, 62-64
meditações da bondade-amorosa e, 61-62
prática Sentindo as Solas dos Pés, 56-58
práticas informais e, 113-116
reconhecendo o *backdraft* e, 55-56
reflexões referentes a, 115-116
relacionamentos e, 125-126
rotulando, 111-116
técnica Abrandar-Acalmar-Permitir, 112-116
visão geral, 111-112
Emoções negativas. *Veja* Emoções
Emoções positivas. *Veja também* Emoções
exercícios referentes a, 156-157
prática de Sentir e Saborear a
Caminhada, 154-156
prática Saboreando o Alimento, 155-157
visão geral, 153-155
Empatia, 133-134
Encorajamento, 7-8, 73-74
Endorfinas, 29-30
Equanimidade, 135-137
Equilíbrio, 135-137
Escala de Autocompaixão, 24-26
Escuta compassiva, 107-109
Escuta corporificada, 107-109
Esforços. *Veja também* Prática dos
Estágios da Autocompaixão
exercícios referentes a, 90-92
reflexões referentes a, 92-93
visão geral, 89-90
Espiral descendente das emoções, 125-126
Espiritualidade, 60
Esquiva, 47-48
Estabilizando, 56-58
Estresse. *Veja também* Lidando com o
estresse e eventos estressantes
autocompaixão e, 5, 23
autocrítica e, 29-30
prestação de cuidados e, 135-137
Exercício da Carta Compassiva
para Mim Mesmo, 75; 79
Exercício O Cubo de Gelo, 48-50
Exercícios
autoapreciação e, 160-164
autocompaixão e, 165-166
autoestima, 19-21

186 Índice

crenças básicas negativas e, 118-121
falsas concepções sobre autocompaixão, 17
gratidão e, 156-157
imagem corporal e, 81-85
meditações da bondade-amorosa e, 66-70
motivação e, 74-75; 79
prática dos Estágios da Autocompaixão e, 90-92
prestação de cuidados e, 135-136
raiva, 141-145
referente a autocompaixão, 9-14, 24-26
relacionamentos e, 127-129
resistência, 48-53
valores essenciais e, 95-103
vergonha e, 118-121
visão geral, 6
yin e *yang* da autocompaixão e, 36*f*, 38-39
Expectativas, 127-129
Experiência no momento presente, 41
Exploração, 111

F

Fadiga da compaixão, 133-134
Felicidade, 23,61-62
Fisiologia, 29-30
Foco da atenção
backdraft e, 55-56
emoções positivas e, 153-154
meditação Dando e Recebendo
Compaixão, 106-108
meditação do Escaneamento
Corporal Compassivo, 84-88
Força, 18
Fracasso, 20-21
Fronteiras, 133
Funções cerebrais
autocrítica e, 29-30
dando aos outros e, 105
mindfulness e, 41-43
Funções hormonais, 29-30

G

Gênero, 81
Gratidão
autoapreciação e, 159-160
exercícios referentes a, 156-157
meditação do Escaneamento
Corporal Compassivo, 84-88
visão geral, 153-155

H

Humanidade compartilhada
autoapreciação e, 159-160
crenças básicas negativas e, 119-120
diário de autocompaixão e, 26
exercícios referentes a, 13
imagem corporal e, 83-85
perdão e, 147-148
prática da Pausa Autocompassiva e, 31-34
reflexões referentes a, 15
resposta ao estresse e, 29-30
visão geral, 7-9, 8*f*
Humildade, 159-160

I

Imagem corporal
exercícios referentes a, 81-85
meditação do Escaneamento
Corporal Compassivo, 84-88
reflexões referentes a, 84-85
visão geral, 81-82
Insatisfação com o corpo. *Veja* Imagem corporal
Intenção
emoções positivas e, 153-154
perdão e, 147-148
prática Perdoando a Nós Mesmos, 152
prática Perdoando os Outros, 150-151
valores essenciais e, 100-101
Irritação, 47, 125
Isolamento, 29-30

J

Julgamento
autocompaixão e, 2-3
autoestima e, 19-20
exercícios referentes a, 14
relacionamentos e, 125-126

L

Liberar, 69-70
Lidando com o estresse e eventos estressantes,
1-2, 5. *Veja também* Estresse

M

Meditações. *Veja também* Práticas informais
budista, 1-2
dando aos outros, 105-108
meditação da Bondade-Amorosa
para Nós Mesmos, 70-71

meditação da Bondade-Amorosa para
uma Pessoa Amada, 61-64
meditação da Respiração Afetiva, 42-44
meditação Dando e Recebendo Compaixão,
105-108, 126-127, 135-136
meditação do Amigo Compassivo, 129-131
meditação do Escaneamento
Corporal Compassivo, 84-88
meditações da bondade-amorosa e, 3-4
prática Caminhando com Bondade-
Amorosa, 63-64
relacionamentos e, 129-131
visão geral, 1-2, 6
Meditações da Bondade-Amorosa. *Veja*
também Autocompaixão; Meditações
exercícios referentes a, 66-70
frases para, 65-71
meditação da Bondade-Amorosa
para Nós Mesmos, 70-71
meditação da Bondade-Amorosa para
uma Pessoa Amada, 61-64
por nós mesmos, 65-67
prática Caminhando com Bondade-
Amorosa, 63-64
reflexões referentes a, 63-64,70-71
visão geral, 3-4, 61-62
Mente dispersa, 44-45, 62-63, 85-86. *Veja*
também Rede em modo padrão
Metta, 61. *Veja também* Meditações
da Bondade-Amorosa
Mindfulness
autoapreciação e, 159-160
autopiedade e, 18
backdraft e, 55-56
crenças básicas negativas e, 119-120
diário de autocompaixão e, 26
emoções e, 111-112
meditação da Respiração Afetiva, 42-44
na vida diária, 44-45
prática da Pausa Autocompassiva, e, 31-34
prática Saboreando o Alimento, 155-157
práticas informais e, 44-45
reflexões referentes a, 15, 43-45
resistência e, 47-49
resposta ao estresse e, 29-30
ressentimento, 141-143
técnica Abrandar-Acalmar-Permitir, 44-45
vergonha e, 122
visão geral, 2-4, 8*f*, 8-9, 41-43, 169

Motivação
exercício da Carta Compassiva
para Mim Mesmo, 75; 79
exercícios referentes a, 39, 74-75; 79
visão geral, 73-75
voz compassiva e, 74-75; 79
yin e *yang* da autocompaixão e, 35, 36*f*

N

Não resistência, 47. *Veja também* Resistência
Narcisismo, 2-3
Necessidades
autocompaixão e, 140-141
exercícios referentes a, 141-143
meditações da bondade-amorosa e, 65-67
relacionamentos e, 127-129
valores essenciais e, 95
yin e *yang* da autocompaixão, 35-36
Negação, 47-48
Neurônios-espelho, 125

O

Objetivos, 18-19, 95
Obstáculos, 97-103
Ocitocina, 29-30
Olfato, 41-42
Otimismo, 23

P

Padrões para o eu, 18-19
Paladar, 41-42
Paralisado, 47
Pensamentos. *Veja* também Crenças básicas negativas
autocompaixão na vida diária, 58-59
mindfulness e, 41
reconhecendo o *backdraft* e, 55-56
resistência e, 47-48
Perda, 47-48, 125
Perdão
prática Perdoando a Nós Mesmos, 150-152
prática Perdoando os Outros, 148-151
reflexões referentes a, 150-151
visão geral, 147-149
Permitindo, 111, 123
Pesar, 147
Piedade, *Veja* Autopiedade
Postura não crítica, 125-126
Potencial, 101-103
Prática da Compaixão com Equanimidade, 135-137

188 Índice

Prática da Pausa Autocompassiva, 31-34, 126-127
Prática da Pedra do Aqui-e-Agora, 44-45
Prática de *Mindfulness* na Vida Diária, 44-45
Prática de Sentir e Saborear a Caminhada, 154-156
Prática do Movimento Compassivo, 33-34
Prática do Toque Calmante, 30-32
Prática dos Estágios da Autocompaixão. *Veja*
   também Aceitação radical; Desilusão; Esforços
   exercícios referentes a, 90-92
   práticas informais e, 92-93
   reflexões referentes a, 92-93
   visão geral, 89-91
Prática Percebendo a Resistência, 52-53
Prática Saboreando o Alimento, 155-157
Prática Sentindo as Solas dos Pés, 56-58
Práticas informais. *Veja também* Meditações
   abordando o *backdraft* e, 56-60
   autocompaixão e, 30-34
   autocompaixão na vida diária, 57-60
   autocrítica e, 30-34
   diário da autocompaixão, 26-27
   escuta compassiva, 109-111
   exercício da Carta Compassiva
     para Mim Mesmo, 75; 79
   prática Caminhando com Bondade-
     Amorosa, 63-64
   prática da Pausa Autocompassiva, 31-34
   prática da Pedra do Aqui-e-Agora, 44-45
   prática de *Mindfulness* na Vida Diária, 44-45
   prática de Sentir e Saborear a
     Caminhada, 154-156
   prática do Movimento Compassivo, 33-34
   prática dos Estágios da Autocompaixão e, 92-93
   prática Percebendo a Resistência, 52-53
   prática Perdoando a Nós Mesmos, 150-152
   prática Perdoando os Outros, 148-151
   prática Saboreando o Alimento, 155-157
   prática Sentindo as Solas dos Pés, 56-58
   prestação de cuidados e, 135-137
   relacionamentos e, 126-127
   valores essenciais e, 100-101
   vergonha e, 121-123
   visão geral, 6
   yin e *yang* da autocompaixão e, 36*f*
Preconceito, 2-3, 19-20
Preguiça, 18-19
Preocupação, 47-48
Presença, 9. *Veja também Mindfulness*
Problemas, 41-42
Processo de abertura

autocompaixão e, 5
emoções positivas e, 153-154
meditações da bondade-amorosa e, 66-67
perdão e, 147-148
prática do Movimento Compassivo, 33-34
prática Perdoando a Nós Mesmos, 151
prática Perdoando os Outros, 149-150
Processo de encerramento, 5
Processos evolucionários, 29, 105
Professores. *Veja* Apoio
Programa de Autocompaixão Consciente
   (MSC), 1-6. *Veja também* Autocompaixão
Projeção, 41-42
Proteger, 35, 36*f*, 38-39
Prover, 35, 36*f*, 38-39

R

Raiva
   como defesa do ego, 2-3
   compaixão irada e, 144-146
   desconexão e, 125
   exercícios referentes a, 141-145
   movimento de autoestima e, 2-3
   perdão e, 147
   prática Sentindo as Solas dos Pés, 56-58
   reflexões referentes a, 143,146
   relacionamentos e, 125
   resistência e, 47
   visão geral, 139-141
Reação de lutar-fugir-congelar, 29-30
Rede em modo padrão, 41-43. *Veja*
   também Mente dispersa
Reflexões
   autoapreciação e, 162-163
   autoestima, 21
   crenças básicas negativas e, 120-121
   diário de autocompaixão e, 27
   emoções e, 115-116
   escuta compassiva, 108-109
   falsas concepções sobre autocompaixão, 17
   gratidão e, 157
   imagem corporal e, 84-85
   meditação da Bondade-Amorosa
     para Nós Mesmos, 71
   meditação da Bondade-Amorosa para
     uma Pessoa Amada, 63-64
   meditação da Respiração Afetiva, 43-44
   meditação Dando e Recebendo
     Compaixão, 107-108
   meditação do Amigo Compassivo, 130-131

meditação do Escaneamento
Corporal Compassivo e, 88
meditações da bondade-amorosa e, 70-71
motivação e, 75-79
prática Caminhando com Bondade-Amorosa, 64
prática da Pausa Autocompassiva e, 36
prática da Pedra do Aqui-e-Agora, 44-45
prática de Sentir e Saborear a
Caminhada, 155-156
prática do Movimento Compassivo, 34
prática do Toque Calmante, 31-32
prática dos Estágios da Autocompaixão e, 92-93
prática Perdoando a Nós Mesmos, 152
prática Perdoando os Outros, 150-151
prática Saboreando o Alimento, 156-157
prática Sentindo as Solas dos Pés, 57-58
práticas informais e, 121-123
prestação de cuidados e, 137
raiva, 143, 146
referentes a autocompaixão, 11,
15, 26-27, 165-166
relacionamentos e, 126-131
resistência, 49-53
valores essenciais e, 99-103
vergonha e, 120-123
visão geral, 6
voz compassiva e, 75-79
yin e *yang* da autocompaixão e, 39
Rejeição, 125
Relacionamento, apoio do. *Veja* Apoio
Relacionamentos. *Veja também* Apoio; Conexão
dando aos outros, 105-106
escuta compassiva, 107-109
exercícios referentes a, 127-129, 131-143
meditação Dando e Recebendo
Compaixão, 105-108
meditação do Amigo Compassivo, 129-131
pausa autocompassiva e, 126-127
prestação de cuidados e, 133
reflexões referentes a, 126-131
românticos, 125-126
valores essenciais e, 95-96
visão geral, 125-127
Resiliência, 1-2, 18, 159-160
Resistência
emoções, 111
exercícios referentes a, 48-53
prática dos Estágios da Autocompaixão e, 89-93
prática Percebendo a Resistência, 52-53
reflexões referentes a, 49-53

visão geral, 47-49
Respiração
escuta compassiva, 108-109
meditação da bondade-amorosa e, 66-67
meditação Dando e Recebendo
Compaixão, 106-108
prestação de cuidados e, 136-137
Respondendo compassivamente
exercícios referentes a, 142-143
mindfulness e, 42-43
prática do Movimento Compassivo, 33-34
técnica Abrandar-Acalmar-Permitir, 112-114
Responsabilidade de preservar, 147-152
Ressentimento, 139-143
Ressonância empática, 105, 133
Rotulando emoções, 111-116. *Veja também* Emoções
Ruminação
autopiedade e, 18
mindfulness e, 8-9
reação de lutar-fugir-congelar e, 29-30
resistência e, 47
resposta ao estresse e, 29-30

S

Sabedoria
autoapreciação e, 159-160
gratidão e, 153-154
perdão e, 147-148
prática Perdoando a Nós Mesmos, 152
prática Perdoando os Outros, 149-151
Saboreando, 153-157
Satisfação, 23, 127-129
Satisfação na vida, 23, 153-154
Saúde física, 23
Segurança, 29-30, 73-74
Sensações corporais
Abordando o *backdraft* e, 55-56
autocompaixão na vida diária, 58-59
emoções e, 111-116
meditação do Escaneamento Corporal
Compassivo e, 84-88
prática Sentindo as Solas dos Pés, 56-58
reconhecendo o *backdraft* e, 55-56
Sensações físicas
abordando o *backdraft* e, 55-56
autocompaixão na vida diária, 58-59
emoções e, 111-116
meditação do Escaneamento
Corporal Compassivo e, 8488
prática Sentindo as Solas dos Pés, 56-58

190 Índice

reconhecendo o *backdraft* e, 55-56
Sensibilidade, 105-106
Senso de *self*, 41-42
Sentidos, 41-45
Sentimentos. *Veja também* Emoções
    autocompaixão e, 2-3
    brandos, 139-143
    desconexão e, 125
    duros, 139-141
    resistência e, 47-48
Sistema de ameaça-defesa, 29-30
Sistema de cuidados, 29-30
Sofrimento
    exercícios referentes a, 49-53
    prática dos Estágios da Autocompaixão, 89-91
    prestação de cuidados e, 133
    relacionamentos e, 125-126
    resistência e, 47-48
Solidão, 125
Supressão, 47-48

T

Técnica Abrandar-Acalmar-Permitir, 112-116,
    122-123. *Veja também* Acalmar; Emoções
Teoria da ampliação e construção, 153-154
Terapeutas. *Veja* Apoio
Tolerando, 111
Toque
    mindfulness e, 41-42
    prática da Pedra do Aqui-e-Agora e, 44-45
    prática Sentindo as Solas dos Pés, 56-58
    práticas informais e, 30-32
Toque físico, 30-32
Tornar-se amigo das emoções, 111.
    Veja também Emoções
Trabalhar em excesso, 47

V

Validando, 35, 36*f*, 38-39
Valor, *Veja* Autovalor
Valores, 60, 95-96. *Veja também* Valores essenciais
Valores essenciais. *Veja também* Valores
    exercícios referentes a, 95-103
    práticas informais e, 100-101
    reflexões referentes a, 99-103
    visão geral, 95-96
Vazio, sentimento de, 123
Vergonha
    ansiedade e, 3-4
    autocompaixão e, 23
    crenças básicas negativas e, 117-119
    exercícios referentes a, 118-121
    imagem corporal e, 81-82
    práticas informais e, 121-123
    reflexões referentes a, 120-123
    visão geral, 117-118
Vida diária. *Veja também* Atividades da vida diária
    autocompaixão na, 57-60
    autocuidado e, 133-134
    prática de *Mindfulness* na Vida Diária, 44-45
Viés de negatividade, 153, 159-160
Visão, 41-42
Vivendo profundamente. *Veja* Valores essenciais
Votos, 100-101
Voz compassiva, 74-79

Y

Yin e *yang* da autocompaixão
    exercícios referentes a, 38-39
    reflexões referentes a, 39
    visão geral, 35-38, 36*f*